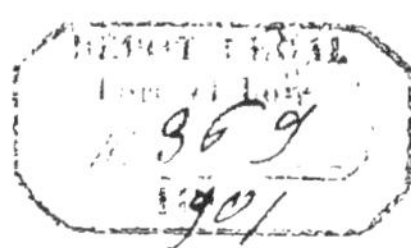

LA
PONCTION LOMBAIRE
EN PSYCHIATRIE

PAR

Le Dr Louis-Henri DUFLOS
ANCIEN EXTERNE DES HOPITAUX DE PARIS
MÉDAILLE DE BRONZE DE L'ASSISTANCE PUBLIQUE
INTERNE DES ASILES DE LA SEINE

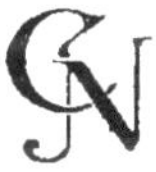

PARIS

C. NAUD, ÉDITEUR
3, RUE RACINE, 3

1901

LA

PONCTION LOMBAIRE

EN PSYCHIATRIE

PAR

Le Dr Louis-Henri DUFLOS

ANCIEN EXTERNE DES HOPITAUX DE PARIS
MÉDAILLE DE BRONZE DE L'ASSISTANCE PUBLIQUE
INTERNE DES ASILES DE LA SEINE

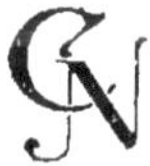

PARIS

G. NAUD, ÉDITEUR

3, RUE RACINE, 3

—

1901

A LA MÉMOIRE DE MON ONCLE

MONSIEUR LE DOCTEUR GARASSE

A MON PRÉSIDENT DE THÈSE

MONSIEUR LE PROFESSEUR RAYMOND

PROFESSEUR A LA FACULTÉ DE MÉDECINE

CHEVALIER DE LA LÉGION D'HONNEUR.

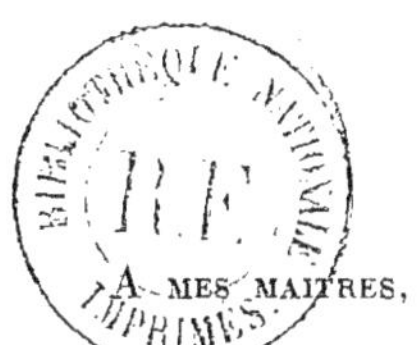

A MES MAITRES,

Un usage heureux veut qu'au début du travail qui couronne ses études médicales, le jeune docteur adresse à tous ses maîtres un solennel hommage. Nous n'aurons garde de manquer à ce devoir de reconnaissance. Nous prions donc tous ceux qui par leurs travaux, leur expérience, leurs savantes leçons, ont contribué à notre instruction médicale, de vouloir bien accepter l'expression de notre vive gratitude.

Dès le début de nos études, M. le P^r agrégé POLAILLON, à l'Hôtel-Dieu, M. HUCHARD, à Necker, ont bien voulu nous recevoir comme bénévole et nous initier aux éléments de la clinique : nous leur en sommes profondément reconnaissant.

Une année d'externat chez M. JOSIAS, à l'hôpital Trousseau, une autre année chez M. le P^r agrégé BONNAIRE, à l'hôpital Lariboisière, nous ont laissé le souvenir de deux excellents maîtres dont la bienveillance à notre égard ne s'est jamais démentie.

MM. BOULLOCHE et FLORAND furent nos maîtres pendant quelque temps : nous leur adressons nos plus vifs remerciements.

Qu'il nous soit permis d'avoir un souvenir tout spécial pour M. le P^r agrégé BLUM : nous avons passé deux années dans son service à l'hôpital Saint-Antoine : une première année comme bénévole, plus tard, une seconde année comme externe : nous nous souviendrons toujours de son lumineux enseignement, de ses précieux conseils, et surtout de l'intérêt tout paternel qu'il nous a témoigné.

Nous avons voué une filiale affection à notre maître, M. Le Gendre, dont nous avons eu l'honneur d'être l'externe dans son beau service à l'hôpital Tenon. Dans de longues et intéressantes causeries au lit du malade, cet excellent maître nous a donné une solide instruction clinique, en même temps que par son exemple il nous enseignait toutes les qualités d'esprit et de cœur qui font le véritable médecin. Il nous a appris qu'il fallait être le confident et le consolateur du malade, nous montrant qu'à côté du mal physique à soulager il y a toujours la blessure morale à panser.

Nous sommes actuellement l'interne de M. Taguet, médecin en chef à l'asile de Maison-Blanche : c'est à lui que nous devons nos premiers éléments de médecine mentale : nous sommes heureux de l'en remercier.

Nous prions M. le Pr agrégé Dupré de vouloir bien croire à notre sincère attachement. Nous avons trouvé en lui un guide éclairé dans les travaux que nous avons entrepris : nous lui en exprimons notre entière gratitude.

M. le Pr Raymond a bien voulu nous faire le grand honneur d'accepter la présidence de notre thèse : qu'il veuille bien agréer l'hommage de notre vive reconnaissance.

L.-H. Duflos.

INTRODUCTION

Bien que toute récente, la méthode cytologique de Widal et Ravaut a déjà conquis une place importante en clinique et les travaux dont elle a été l'objet sont déjà fort nombreux.

Appliquée d'abord à l'étude des diverses formes d'épanchements pleuraux, elle fut bientôt étendue par les auteurs eux-mêmes à l'examen du liquide céphalo-rachidien.

Les observations se multiplièrent qui vinrent confirmer l'exactitude des faits observés par M. Widal, tant dans les processus méningés aigus que dans les processus méningés chroniques.

La faveur qui a si rapidement accueilli le cyto-diagnostic montre l'intérêt que les cliniciens ont apporté à une méthode qui, au début, pouvait paraître plus applicable dans un laboratoire qu'au lit du malade où du moins elle devait rester une méthode d'exception.

Cette faveur s'explique et se justifie du reste par l'importance des faits déjà acquis, par l'innocuité à peu près absolue de l'évacuation d'une quantité modérée de liquide céphalo-rachidien et les précieuses indications qu'elle peut fournir, au pronostic comme au diagnostic.

Dans ce travail nous indiquerons les résultats obtenus jusqu'à ce jour mais nous aurons spécialement en vue la cytologie du liquide céphalo-rachidien dans les maladies mentales. Et lorsque nous rappellerons par exemple le manuel opératoire de la ponction c'est en l'appliquant aux cas spéciaux où le patient est un aliéné.

Nous verrons également que s'il est souvent aussi facile de ponctionner un aliéné que tout autre malade, il est cependant des cas où la ponction doit être pratiquée avec grande circonspection et parfois ajournée malgré son intérêt immédiat pour le diagnostic.

Pour ce point spécial de la cytologie du liquide céphalo-rachidien en psychiatrie, nous mettrons à profit les travaux de MM. Séglas et Nageotte, de MM. Dupré et Devaux. Aux cas déjà publiés par ces auteurs nous ajouterons quelques cas personnels de ponctions pratiquées chez des vésaniques purs.

Nous rapporterons enfin les résultats de plusieurs examens de liquide céphalo-rachidien recueilli chez divers types d'alcooliques.

Nous nous sommes attaché surtout à ponctionner des malades dont le diagnostic clinique paraissait douteux entre l'alcoolisme chronique avec accès aigus ou subaigus et la paralysie générale progressive ; ou encore entre la démence sénile, prématurée chez l'alcoolique, et la même paralysie générale.

Il nous a semblé qu'il y avait là quelques points de diagnostic et de pronostic difficiles à élucider, où la clinique restait souvent impuissante.

La méthode cytologique nous paraît dans ces cas

spéciaux devoir donner des résultats d'une extrême importance pratique.

Nous remercions MM. les Drs Legrain et Febvré, médecins en chef à l'Asile de Ville-Evrard, de nous avoir libéralement ouvert la porte de leurs services pour y pratiquer la plupart des ponctions lombaires dont nous rapporterons les résultats.

Nous remercions également notre ami le Dr Devaux, dont le laboratoire fut à notre entière disposition pour mener à bien nos examens histologiques.

PREMIÉRE PARTIE

I

HISTORIQUE

Depuis le jour où Quincke a, pour la première fois chez le vivant, abordé l'espace sous-arachnoïdien, la ponction lombaire a passé par trois phases bien distinctes.

Dans une première phase le but recherché est purement thérapeutique.

Dans une deuxième phase elle rend des services moins discutables par les résultats qu'elle donne au point de vue du diagnostic bactériologique des méningites.

Enfin les travaux de MM. Widal et Ravaut constatant la présence d'éléments cellulaires divers dans certains processus méningés, créèrent le cyto-diagnostic, faisant ainsi entrer la ponction lombaire dans une phase toute nouvelle et féconde en résultats pratiques.

Dans la première période, aussi bien entre les mains de Quincke (1) que dans celles de ses élèves, la ponction lombaire n'a donné que des résultats négatifs.

____

(1) QUINCKE. Die Lombarpunction des Hydrocephalus. *Berliner klin. Wochenschrift*, n° 38, 21 septembre 1891.

Les cas de méningites, de paralysies générales progressives traités par la décompression du liquide céphalorachidien ne subirent aucune amélioration notable.

Toutefois les auteurs de ces premiers essais eurent le mérite de montrer que la ponction lombaire était à la fois possible et inoffensive si l'on voulait bien prendre certaines précautions indispensables. Notons cependant que depuis cette époque on a signalé les avantages thérapeutiques de la ponction lombaire au cours de diverses affections.

Oppenheim (1) rapporte le cas d'un malade, entré dans son service avec le diagnostic d'otite moyenne, atteint ensuite de méningite et traité par la ponction lombaire. Un an après ce malade était encore dans un état de santé très satisfaisant.

O. Koths (2), chez vingt enfants atteints de méningite tuberculeuse, signale une amélioration passagère caractérisée par une disparition temporaire des convulsions, de la somnolence, du coma, et un retour momentané de l'appétit. Chez six autres enfants atteints de méningite cérébro-spinale, il signale quatre cas de guérison.

M. Faisans (3) a observé la disparition d'une aphasie presque complète dans un cas de méningite tuberculeuse quelques heures après l'évacuation de huit à dix centimètres cubes de liquide céphalo-rachidien.

------

(1) OPPENHEIM. Berlin, *Société de méd. interne*, 15 novembre 1897 *Semaine médicale*, 1897, p. 437.

(2) O. KOTHS. La ponction lombaire chez les enfants. *Therapeut. Monatshefte*, 1900, n° 9.

(3) FAISANS. Cytodiagnostic dans la méningite tuberculeuse. *Société méd. des hôp.*, 28 juin 1901.

— 13 —

MM. H. Méry et Courcoux (1) virent disparaître tous
les symptômes d'une crise de méningite hystérique après
une ponction lombaire ; mais dans ce cas on peut songer
comme les auteurs eux-mêmes à l'effet de la simple suggestion.

Le Pr Debove (2) a signalé la disparition complète,
bien que momentanée, des phénomènes douloureux dans
deux cas de crises gastriques : dans le premier cas, il
s'agissait de crises gastriques dites essentielles, dans le
second cas, de crises gastriques d'origine tabétique.

Plus sérieux paraissent les résultats de l'évacuation de
liquide céphalo-rachidien dans la céphalée des brightiques,
la ponction agissant par décompression ou plutôt par éli-
mination de toxines (Dupré et Devaux). Depuis les premières observations rapportées par P. Marie et Guillain (3),
par Le Gendre, à la *Société médicale des Hôpitaux* on a
signalé de nombreux cas de céphalées brightiques amé-
liorées par la ponction lombaire.

Nous-même observons dans le service du Dr Legrain,
à Ville-Evrard, un vieil alcoolique chronique, présentant
tous les signes du brightisme et souffrant d'une céphalée
persistante et tenace, absolument rebelle à tout traitement.
Quatre ponctions de huit à dix centimètres cubes ont été

----

(1) H. MÉRY et COURCOUX. Un cas de méningisme hystérique, guérison
par la ponction lombaire. *Société méd. des hôp.*, 26 juillet 1901.

(2) DEBOVE. Influence des ponctions lombaires sur les crises gastriques.
Société méd. des hôp., 19 avril 1901.

(3) P. MARIE et GUILLAIN (Discussion Le Gendre). La ponction lombaire
contre la céphalée persistante des brightiques. *Société méd. des hôp.*, 3 mai
1901.

pratiquées chez ce malade par notre collègue Guiard, interne du service, à des intervalles de trois semaines à un mois. Chaque ponction a été suivie pendant quelques jours d'une amélioration très notable, au point que le malade, parfaitement conscient, réclamait de lui-même une nouvelle ponction.

Appliquée à la perfection d'un diagnostic clinique, la ponction lombaire donna des résultats tout aussi positifs. Elle permit d'abord de constater la présence de microbes spécifiques dans diverses formes de méningites (Netter (1), Sicard et Enriquez). Tout récemment MM. Achard et Lœper (2) ont trouvé dans le liquide céphalo-rachidien de deux malades atteints de fièvre zoster un bacille peu mobile, en bâtonnets légèrement incurvés, qu'ils rangent dans le groupe des colibacilles.

Puis de l'étude des microbes rencontrés dans le liquide céphalo-rachidien on passa à celle des éléments cellulaires contenus dans ce liquide.

Wendworth (3), en 1896, signale la présence de lymphocytes et de quelques mononucléaires dans le liquide céphalo-rachidien des malades atteints de méningite tuberculeuse.

Bernheim et Moser (4), en 1897, dans une revue de

---

(1) NETTER. *Société méd. des hôp.*, 1898, *passim.*

(2) ACHARD et LŒPER. Deux cas de fièvre zoster avec examen microbiologique du liquide céphalo-rachidien. *Société méd. des hôp.*, 15 mars 1901.

(3) WENDWORTH. Some experimental Work on lumbar puncture of the subarachnoid space. *Archives of Pediatrics*, 1896, p. 567.

(4) BERNHEIM et MOSER. Ueber die diagnostische Bedeutung der Lumbarpunction. *Wiener klin. Wochenschrift*, 1897, p. 468.

la ponction lombaire signalent la présence fréquente de mononucléaires dans le liquide céphalo-rachidien des malades atteints de méningite tuberculeuse.

Councilman, Mallory et Wright (1), en 1898, font les mêmes constatations.

Puis vinrent les travaux de Widal et Ravaut (2) sur l'étude histologique des épanchements séro-fibrineux de la plèvre, et, ainsi qu'ils le faisaient pressentir dans cette première constatation, ils appliquèrent bientôt la nouvelle méthode à l'examen du liquide céphalo-rachidien (3) : la méthode cytologique était créée et surtout rendue pratique et accessible à tous.

Un médecin de Cracovie, M. Lewkowicz (4), a prétendu attribuer la priorité de la méthode à deux médecins polonais, MM. Korczyriski et Wernicki. Mais M. Widal, dans un article récent (5), a répondu victorieusement aux assertions de M. Lewkowicz, en montrant que les conclusions des deux auteurs polonais donnaient des résultats erronés.

C'est donc bien à M. Widal et à son élève Ravaut que

---

(1) Councilman, Mallory et Wright. Epidemic cerebro-spinal meningitis and its relation to other forms of meningitis. Boston, 1898.

(2) Widal et Ravaut. Applications cliniques à l'étude histologique des épanchements séro-fibrineux de la plèvre. *Société de biol.*, 30 juin 1900. — *Presse médicale*, n° 53, 4 juillet 1900.

(3) Widal, Sicard et Ravaut. Cyto-diagnostic de la méningite tuberculeuse. *Société de biol.*, 1900, 13 octobre. — *Presse médicale*, 17 oct. 1900.

(4) X. Lewkowicz. Le cyto-diagnostic. *Presse médicale*, 17 août 1901, n° 66.

(5) F. Widal. A propos du cyto-diagnostic. *Presse médicale*, 5 octobre 1901, n° 80.

nous sommes redevables du cyto-diagnostic, c'est eux qui
ont rendu facile à tous une pratique que quelques médecins seuls connaissaient : c'est eux surtout qui ont montré
tous les avantages que l'on est en droit d'attendre de cette
nouvelle méthode.

Les premiers examens de liquide céphalo-rachidien
pratiqués par MM. Widal, Sicard et Ravaut (1) furent faits
dans des cas de méningites tuberculeuses. Ils complétèrent l'examen cytoscopique par l'examen cryoscopique.

Quelques mois plus tard les mêmes auteurs publiè-
rent à la *Société médicale des hôpitaux* leurs recherches
sur les éléments figurés du liquide céphalo-rachidien au
cours des processus méningés chroniques (2), et M. R.
Monod, le même jour, communiquait les résultats de recherches poursuivies dans le service de M. le Pr Brissaud,
arrivant aux mêmes conclusions (3). Dans tous les cas
de paralysie générale et de tabes observés on notait la
présence non douteuse de lymphocytes après centrifugation du liquide céphalo-rachidien.

Bientôt les recherches se multiplièrent :

MM. Sicard et Monod (4) examinent quatre cas de
méningo-myélites : dans trois cas ils trouvent des lym-

---

(1) WIDAL, SICARD et RAVAUT. *Loc. cit.*

(2) WIDAL, SICARD et RAVAUT. Cytologie du liquide céphalo-rachidien
au cours de quelques processus méningés chroniques (Paralysie générale et
tabes). *Société méd. des hôp.*, 18 janvier 1901.

(3) R. MONOD. Les éléments figurés du liquide céphalo-rachidien au
cours du tabes et de la paralysie générale. *Société méd. des hôp.*, 18 janvier
1901.

(4) SICARD et MONOD. Examen histologique du liquide céphalo-rachidien dans les méningo-myélites. *Société méd. des hôp.*, 18 janvier 1901.

phocytes, dans le quatrième des lymphocytes et des polynucléaires en parties à peu près égales.

MM. Brissaud et Sicard (1) trouvent de nombreux
éléments figurés dans deux cas de zona thoracique.
MM. Widal et Le Sourd (2) confirment ces conclusions.
Mais d'après MM. Achard, Lœper et Laubry (3) la réaction leucocytaire n'est pas constante au cours du zona
dit essentiel : sur seize cas observés par ces auteurs huit
présentaient une réaction leucocytaire nulle.

MM. Labbé et Castaigne (4) examinent le liquide céphalo-rachidien de deux malades guéris, l'un depuis deux
ans, l'autre depuis deux mois, de méningite cérébro-
spinale et constatent l'absence complète d'éléments
figurés.

Dans deux cas rapportés, l'un par MM. Sicard et
Brécy, l'autre par M. Widal (5), la constatation de polynucléaires permit de porter le diagnostic de méningite
cérébro-spinale à forme ambulatoire, diagnostic que la
clinique seule eût été impuissante à formuler.

---

(1) BRISSAUD et SICARD. Cytologie du liquide céphalo-rachidien au cours
du zona thoracique. *Société méd. des hôp.*, 15 mars 1901.

(2) WIDAL et LE SOURD. Zona métamérique du membre inférieur. Présence d'éléments cellulaires dans le liquide céphalo-rachidien. Analgésie par
la méthode épidurale de Sicard. *Société méd. des hôp.*, 26 juillet 1901.

(3) ACHARD, LŒPER et LAUBRY. Le liquide céphalo-rachidien dans le
zona. *Société méd. des hôp.*, 26 juillet 1901.

(4) LABBÉ et CASTAIGNE. Examen du liquide céphalo-rachidien dans deux
cas de méningites cérébro-spinales, terminés par la guérison. *Société méd.
des hôp.*, 29 mars 1901.

(5) SICARD et BRÉCY (Discussion MM. Debove et Widal). Méningite
cérébro-spinale ambulatoire curable. Cytologie du liquide céphalo-rachidien.
Société méd. des hôp., 19 avril 1901.

DUFLOS.   2

Quelques mois après, MM. Apert et Griffon (1) rapportaient un fait analogue observé dans le service du Pʳ Dieulafoy.

A la séance de la *Société médicale des hôpitaux* du 24 mai 1901, MM. Babinski et Nageotte (2) ont apporté une importante statistique portant sur 120 cas pris parmi diverses affections nerveuses : hystérie, tabes, paralysie générale, polynévrites, chorée, épilepsie... Ils constatent la présence de lymphocytes dans tous les cas de paralysie générale et de tabes avérés. « Il semble, disent-ils, que la lymphocytose permanente, lorsqu'elle n'est pas en rapport avec la tuberculose méningée, décèle habituellement la syphilis diffuse. »

Le Pʳ Joffroy dans la discussion qui suivit cette communication confirma pleinement leurs conclusions.

MM. Souques et Quiserne (3) ont pu diagnostiquer une forme insolite de méningite tuberculeuse, et M. Bourcy différencier une méningite tuberculeuse d'une attaque de delirium tremens.

M. Laignel-Lavastine (4) dans une importante contribution à l'étude du cyto-diagnostic a voulu établir avec

---

(1) APERT et GRIFFON. Méningite cérébro-spinale de forme ambulatoire. Guérison. Étude cytologique. *Société méd. des hôp.*, 5 juillet 1901.

(2) BABINSKI et NAGEOTTE (Discussion M. Joffroy). Contribution à l'étude du cyto-diagnostic du liquide céphalo-rachidien. *Société méd. des hôp.*, 24 mai 1901.

(3) SOUQUES et QUISERNE (Discussion M. Bourcy). Cytologie du liquide céphalo-rachidien dans un cas de méningite tuberculeuse à forme hémiplégique. *Société méd. des hôp.*, 21 juin 1901.

(4) LAIGNEL-LAVASTINE. Contribution à l'étude du cyto-diagnostic du liquide céphalo-rachidien dans les affections nerveuses. *Société méd. des hôp.*, 21 juin 1901.

plus de précision la formule leucocytaire : il a cherché à calculer le nombre de leucocytes contenus par millimètre cube de liquide céphalo-rachidien. Nous verrons plus loin ce qu'il faut penser de l'exactitude de sa méthode de numération.

Quant au point qui nous occupe tout spécialement dans ce travail, les résultats fournis par la ponction lombaire dans les maladies mentales, son histoire est moins complexe. C'est à MM. Séglas et Nageotte (1), Dupré et Devaux (2), que nous devons les premières observations de ponctions lombaires en psychiatrie.

Le Pr Joffroy (3) dans la discussion qui suivit cette importante communication annonça que les nombreuses observations déjà faites dans son service étaient entièrement confirmatives de celles qui venaient d'être exposées.

Il aborda en même temps un point tout particulièrement intéressant : celui de la présence ou de l'absence des éléments figurés dans le liquide céphalo-rachidien des alcooliques. « Les observations d'alcoolisme aigu, dit-il, semblent se multiplier où la recherche des éléments a été stérile » et à ces faits il ajoutait l'observation d'un alcoolique chronique présentant une paralysie alcoolique assez accusée des deux membres inférieurs, ponctionné au moment d'une crise aiguë et dont le liquide céphalo-rachi-

---

(1) Séglas et Nageotte. Cyto-diagnostic du liquide céphalo-rachidien dans les maladies mentales. *Société méd. des hôp.*, 7 juin 1901.

(2) Dupré et Devaux. Cyto-diagnostic céphalo-rachidien dans les maladies mentales. *Société méd. des hôp.*, 7 juin 1901.

(3) Joffroy. Discussion. *Société méd. des hôp.*, 7 juin 1901.

dien ne présentait que quelques rares éléments découverts à grand'peine.

Enfin le Pr Joffroy (1) a encore rapporté un fait d'une importance capitale : un alcoolique chronique, en période aiguë à la suite d'excès récents, présente une réaction leucocytaire marquée. Rien à cette époque ne faisait soupçonner le début d'une paralysie générale progressive et cependant après une rémission temporaire, la maladie évolua dans le sens de la paralysie générale.

Disons, pour terminer cet historique, que dans le tableau des malades ponctionnés par Laignel-Lavastine (2) nous trouvons une démence sénile, une démence précoce, un cas d'absinthisme, deux cas d'alcoolisme chronique en période subaiguë; dans tous ces cas, sauf dans le cas de démence précoce, la quantité d'éléments figurés du liquide céphalo-rachidien était nulle ou négligeable.

Tels sont les faits ou observations intéressantes qui ont été publiés depuis l'époque encore toute récente où MM. Widal et Ravaut ont créé la méthode cytologique.

---

(1) Joffroy. Contribution à l'étude cytologique du liquide céphalorachidien. Nombreux éléments cellulaires constatés à la fin d'un accès d'alcoolisme subaigu chez un alcoolique chronique ne présentant pas actuellement les signes de la paralysie générale. *Société médico-psychologique,* 20 mai 1901 ; *Annales médico-psychologiques,* septembre-octobre 1901.

(2) Laignel-Lavastine. *Loco citato.*

II

TECHNIQUE DE LA PONCTION LOMBAIRE

Nous ne rappellerons pas dans tous les détails le manuel opératoire de la ponction lombaire. Cette petite opération est aujourd'hui connue de tous : on la trouvera longuement décrite dans les travaux de Sicard (1), d'Achard (2), dans la thèse de Wolf (3).

La ponction lombaire peut être faite dans la position assise ou dans la position couchée.

Chez les aliénés nous préférons la position assise à la position couchée : car, dans cette attitude, ils sont plus faciles à maintenir et d'autre part on arrive aisément à obtenir qu'ils fassent le « gros dos ». Pour arriver à ce résultat un aide appuie légèrement sur la nuque.

Deux aides sont nécessaires pour maintenir le malade les jambes pendantes hors du lit : le premier prend le malade à bras le corps, appuyant la tête du patient contre sa poitrine et pesant légèrement sur la nuque ainsi que

---

(1) SICARD. La ponction lombaire. *Presse médicale*, 6 décembre 1899.

(2) ACHARD. L'examen clinique du liquide céphalo-rachidien. *Gazette hebdomadaire de méd. et de chir.*, 21 juillet 1901, n° 58.

(3) WOLF (Camille). Des éléments de diagnostic tirés de la ponction lombaire. *Thèse*, Paris, 1901, n° 669.

nous l'indiquions. Le second aide doit s'efforcer d'immobiliser les cuisses et le bassin du malade pour éviter toute fuite en avant au moment de la piqûre.

Il faut avoir grand soin de laver très largement la région lombaire : c'est même une pratique recommandable d'étendre le lavage de la peau jusqu'au niveau des crêtes iliaques : l'opérateur peut ainsi, avec ses mains aseptiques, vérifier une dernière fois les points de repère au moment où il va enfoncer l'aiguille.

Ces points de repère sont les suivants : reconnaître les deux crêtes iliaques : par ces points faire passer une ligne horizontale. L'apophyse épineuse qui se trouve sur cette horizontale ou du moins celle qui est le plus rapprochée est l'apophyse épineuse de la quatrième lombaire. Au-dessus de cette apophyse est le troisième espace lombaire. C'est dans cet espace à 7 ou 8 millimètres de la ligne médiane que doit être enfoncée l'aiguille. Celle-ci aura été stérilisée ainsi que les tubes destinés à recevoir le liquide céphalo-rachidien.

L'anesthésie préalable de la peau est inutile, toutefois on peut laisser évaporer, au point où on va faire la piqûre, un peu de l'éther qui vient de servir au lavage de la région.

L'aiguille qui sera en platine ou en acier, facilement stérilisable, ne devra pas être trop longue, car chez les aliénés il faut toujours s'attendre à un mouvement brusque et inopiné, malgré toute la bonne volonté des aides.

Au moment où on enfonce l'aiguille, il y a presque toujours chez des malades généralement inconscients un mouvement de réaction extrêmement brusque. Les muscles de la masse sacro-lombaire se contractent énergiquement et peuvent imprimer une déviation à l'aiguille. Aussi faut-il dans ce premier temps éviter d'enfoncer l'aiguille à plus d'un centimètre de profondeur. Il faut être patient, attendre le relâchement au moins partiel des muscles en maintenant son aiguille, avant de continuer la pression sur cette dernière.

Quand la période de contraction est terminée on continue l'opération. On dirige l'aiguille légèrement en dedans et horizontalement, plutôt en haut qu'en bas, en ayant soin de toujours limiter avec le doigt la portion d'aiguille que l'on pense devoir être enfoncée. Au niveau du ligament jaune on sent une légère résistance, on enfonce encore un peu l'aiguille et on a la sensation très nette d'avoir pénétré dans le cul-de-sac. Souvent on voit le liquide s'écouler immédiatement, quelquefois il faut attendre quelques instants, la tension du liquide céphalo-rachidien étant très faible. Nous verrons qu'il vaut mieux s'abstenir de toute aspiration.

Chez les aliénés il est indispensable d'avoir une main sur l'aiguille pendant toute l'opération : on doit toujours craindre en effet un mouvement subit que les deux aides seraient impuissants à maîtriser.

Pour le simple examen cytologique il n'est pas nécessaire d'avoir une grande quantité de liquide : un centimètre et demi à deux centimètres cubes suffisent largement. Les tubes destinés à le recueillir doivent mesurer de 10 à 12 centimètres de long, en comptant l'effilure inférieure longue d'un ou deux centimètres et mesurant environ deux millimètres de diamètre intérieur.

Lorsque l'on a obtenu la quantité suffisante de liquide on retire l'aiguille d'un seul coup mais sans brusquerie. Si on voit sourdre un peu de sang surtout chez les malades qui se sont fortement contractés, on comprime légèrement, puis dans tous les cas on fait une occlusion au collodion.

Après l'opération il est bon de laisser quelque temps le patient dans la position horizontale, surtout si on a retiré une quantité de liquide plus considérable que la quantité nécessaire à l'examen cytoscopique — on éviterait ainsi quelques-uns des légers accidents signalés à la suite de ponctions lombaires,

III

ACCIDENTS ET INCIDENTS DE LA PONCTION
LOMBAIRE

Au moment de la ponction quelques petites difficultés
peuvent se produire : on a fait fausse route en dirigeant
l'aiguille trop en dedans ou trop en dehors on bien encore
on n'a pas suffisamment enfoncé cette dernière : il s'écoule
un peu de sang. Il faut alors retirer l'aiguille complète-
ment et avoir soin de la purger du sang qu'elle contient
avant de recommencer la ponction avec des points de re-
pères plus exactement reconnus.

Un ennui plus sérieux, surtout chez les aliénés, vient,
ainsi que nous le disions plus haut, d'une réaction mus-
culaire intense au moment de la ponction : quand ce fait
se produit on attend quelques instants et généralement le
malade se calme. Mais il est quelques cas où il vaut mieux
ne pas insister et renoncer immédiatement à la ponction.

Sicard (1) dit avoir observé parfois des crampes doulou-
reuses au niveau des deux cuisses. Elles sont dues au ti-
raillement ou à la compression de quelques filets nerveux
de la queue de cheval au moment du passage de l'aiguille.

----

(1) Sicard. *Presse médicale*, 6 décembre 1899.

Dans un cas nous avons observé ces phénomènes douloureux et nous avons pu constater, ainsi que l'indique
Sicard, leur rapide atténuation, suivie de près par leur
complète disparition. Les douleurs ne sont du reste pas
suffisamment intenses pour commander de retirer brus-
quement l'aiguille.

Ce sont là les seuls incidents que nous ayons eu à noter
au moment même de la ponction.

Au dire de certains auteurs les troubles consécutifs
seraient plus nombreux et plus importants. Deux phénomènes peu dangereux il est vrai, mais à peu près constants
suivraient la ponction lombaire. Ce sont des nausées,
quelquefois des vomissements, et une céphalée d'intensité
et de durée variables.

Pour notre part, nous n'avons pas observé un seul cas
de vomissements, pas plus chez les malades que nous avons
ponctionnés avec M. Dupré et dont les observations ont
été publiées à la *Société médicale des hôpitaux* (1) que
chez les malades ponctionnés par nous en vue de ce
travail.

Nous sommes du reste d'accord en cela avec MM. Pitres
et Abadie (2) qui dans une étude sur les effets de la rachicocaïnisation et de la ponction lombaire disent que les
nausées et les vomissements sont rares dans la ponction
lombaire simple.

Au contraire, la céphalée, toujours d'après les mêmes

---

(1) Dupré et Devaux. *Loco citato.*

(2) Pitres et Abadie (de Bordeaux). Note relative à l'étude des effets
physiologiques de la rachicocaïnisation et de la ponction lombaire. *Archives
de neurologie*, n° 70, octobre 1901.

auteurs, serait à peu près constante et absolument analogue, au point de vue de la date d'apparition, de la durée, de la localisation et de l'intensité, à la céphalée décrite après l'injection de cocaïne dans le canal rachidien et attribuée à l'intoxication par la cocaïne.

Le Pr Joffroy (1) a également signalé la céphalée comme l'accident le plus fréquemment noté après la ponction lombaire.

Un seul de nos malades s'est plaint de mal de tête après la ponction, toutefois nous ferons remarquer que toutes nos ponctions ont été faites dans diverses classes d'aliénés et que parmi ceux-ci plusieurs ne pouvaient exprimer que difficilement ce qu'ils ressentaient. Les renseignements que nous en avons obtenu peuvent par conséquent ne pas concorder exactement avec les indications que nous auraient fournies des malades sains au point de vue mental.

On a également observé après la ponction un état lypothymique passager, des vertiges et de la rachialgie.

Nous n'avons jamais observé ces troubles, bien que nos malades ne soient pas tous restés au lit à la suite de l'opération.

Pas plus que MM. Pitres et Abadie (2) nous n'avons observé de modification de la sensibilité profonde ou viscérale, ni autres troubles tels que relâchement des sphincters, apparition d'érections, tremblement spontané, contractures des membres et mouvements fibrillaires, troubles

---

(1) Joffroy. *Loco citato.*
(2) Pitres et Abadie. *Loco citato.*

sécrétoires ou phénomènes vaso-moteurs. Jamais nous n'avons noté d'ataxie ou de perte des mouvements volontaires.

MM. Pitres et Abadie disent avoir remarqué une diminution passagère des réflexes tendineux (rotuliens et achilléens), et dans un cas leur abolition totale temporaire, souvent même il leur a été possible « de noter quelques secousses trépidatoires qui semblaient constituer comme une esquisse de clonus du pied ou de la rotule ».

Tous nos malades ont été examinés systématiquement avant la ponction et environ deux heures après l'opération : nous n'avons jamais trouvé de diminution des réflexes rotuliens, mais dans un cas nous avons remarqué une légère trépidation épileptoïde.

Chez un paralytique général au début nous avons pu craindre un moment l'apparition de phénomènes paraplégiques à la suite de la ponction. Il marchait avec la plus grande difficulté, se plaignait de douleurs intenses. Mais nous fûmes bientôt frappé des localisations diverses qu'il attribuait à ses douleurs, ce qui nous fit soupçonner des troubles purement psychiques : et en effet tous ces phénomènes disparurent par la simple suggestion.

De tous les troubles généralement légers et fugaces que nous venons d'énumérer, les plus fréquents seraient donc la céphalée, les nausées et les vomissements. Comment se fait-il que nous ne les ayons pas observés? Peut-être le hasard nous a-t-il favorisé et sommes-nous tombé sur une série heureuse. D'autre part nous avons scrupuleusement suivi les indications de Widal : nous n'avons employé qu'une aiguille très fine et très pointue, nous n'avons opéré que dans les conditions d'asepsie les plus rigoureuses au point de vue de l'instrument, du patient et de l'opérateur, et nous n'avons jamais retiré que le minimum de liquide nécessaire à l'examen cytoscopique. Dans aucun cas la quantité de liquide céphalorachidien retiré en une seule fois n'a dépassé trois centimètres cubes.

Toutefois, d'après le Pʳ Joffroy, il n'y a pas nécessairement relation entre la quantité de liquide soustraite au patient et la production des divers accidents consécutifs à la ponction lombaire.

M. Nageotte (1) « a cru remarquer que les accidents se produisent surtout lorsque le liquide est normal et qu'il s'écoule lentement ; dans ces cas, si minime que soit la quantité retirée, on peut observer des malaises. Au contraire, dans les cas où le cyto-diagnostic montre une lymphocytose pathologique, l'écoulement est beaucoup plus rapide et les accidents ne se produisent pas, même lorsqu'on a retiré une grande quantité de liquide. »

De toutes ces considérations il résulte que la ponction lombaire est une opération bénigne, ne présentant aucun danger sérieux.

Mais au point de vue des accidents possibles il faut bien distinguer entre la ponction faite au point de vue diagnostic, dans laquelle on retire une quantité minime de liquide céphalo-rachidien, et la ponction faite dans un but thérapeutique dans laquelle on a retiré vingt, trente et même soixante centimètres cubes de liquide.

____

(1) Nageotte. *Société méd. des hôp.*, 7 juin 1901.

Si la première est à peu près exempte de dangers la seconde est une opération grave, parfois mortelle.

A la *Société de médecine interne de Berlin* (séance du 15 novembre 1897) on discuta la valeur clinique de la ponction lombaire pratiquée à ce moment-là au simple point de vue thérapeutique. Fürbringer, Lichthein, Krönig rapportent plusieurs cas de mort, la plupart chez des malades porteurs de tumeurs cérébrales.

C'est du reste à propos de ces évacuations abondantes de liquide céphalo-rachidien qu'Ossipov (1) a signalé des lésions du système nerveux central, provoquées par la ponction lombaire. Les expériences que cet auteur a faites sur le chien l'ont conduit aux résultats suivants : hyperémie assez persistante des méninges et de l'axe cérébro-médullaire, nombreuses hémorragies punctiformes, de règle dans la substance grise de la moelle, exceptionnelles dans les pédoncules, le bulbe, la protubérance et l'écorce, lorsque les ponctions ont été répétées. En outre, les ponctions répétées donnent lieu à des altérations des cellules nerveuses : chromatolyse particlle ou totale, situation excentrique du noyau, diffusion des corpuscules de Nissl, atrophie plus ou moins avancée des cellules. Ces lésions sont au maximum lorsque la ponction est suivie de l'aspiration du liquide céphalo-rachidien.

De ces faits, observés, nous le répétons, à la suite d'évacuation abondante de liquide céphalo-rachidien,

____

(1) Ossipov. Lésions du système nerveux central, provoquées par l ponction lombaire. *Neurolog. Vestrik*, 1900, t. VIII, f. 3 ; *Presse médicale*, n° 48, 15 juin 1901.

parfois suivie d'aspiration, nous retiendrons au point de
vue pratique qu'il faut éviter de faire l'aspiration. Nous
retiendrons également que la ponction lombaire peut être
dangereuse dans les cas de tumeurs cérébrales, surtout de
tumeurs à siège basal, cérébelleux, protubérantiel, ou
bulbo-protubérantiel (1). Donc lorsqu'on soupçonnera une
lésion de cette nature, il sera nécessaire d'agir avec grande
prudence et de ne retirer qu'une très légère quantité de
liquide.

En psychiatrie il est une catégorie de malades chez
qui la ponction serait souvent nuisible, non pas au point
de vue de l'état somatique mais au point de vue de leur état
mental : ce sont d'abord certains mélancoliques anxieux,
à réactions intenses, pour qui la ponction serait un véritable supplice ; ce sont principalement les persécutés :
débiles ou dégénérés avec idées de persécutions, et
surtout les délirants chroniques de Magnan à la seconde
période de la maladie. Tous ces malades pourraient prendre dans la petite opération qu'on leur ferait subir, un
aliment nouveau pour leurs idées délirantes au grand pré-
judice de leur état mental. Ils n'accepteraient du reste
qu'à grand'peine l'idée de se laisser faire une piqûre si
bénigne soit-elle.

Le délire de persécution est donc souvent une contre-
indication à la ponction lombaire.

Dans un autre ordre d'idées nous ajouterons comme dernière contre-indication une ponction faite peu de jours
auparavant. Non pas que deux ou trois ponctions répétées à

____

(1) Sicard. La ponction lombaire, *Presse médicale*, 6 décembre 1899.

quelques jours d'intervalle puissent avoir une influence fâcheuse mais parce que l'irritation due à la piqûre provoque une réaction méningée assez intense pour que les lymphocytes apparaissent consécutivement dans le liquide céphalo-rachidien : les indications que l'on cherche par l'examen du liquide pourraient donc être erronées.

Pour répéter une ponction il faut attendre que les éléments dus à la première ponction aient sûrement disparu, ce qui s'effectue dans une période de dix à quinze jours en moyenne.

IV

EXAMEN DU LIQUIDE CÉPHALO-RACHIDIEN

Lorsque l'on a recueilli les deux à trois centimètres cubes de liquide céphalo-rachidien nécessaires à l'examen cytologique, il est bon de l'examiner dans les vingt-quatre heures. Ce laps de temps peut être suffisant dans certains cas pour permettre aux leucocytes de s'accumuler à l'extrémité inférieure du tube. Mais pour être sûr des résultats il est indispensable de faire la centrifugation. Nous nous sommes servi de l'appareil de Krauss (2 500 tours à la minute — centrifugation pendant 10 minutes). Après quoi on décante avec soin en retournant le tube que l'on secoue légèrement pour garder le minimum de liquide. Le tube toujours renversé, on prend avec une pipette capillaire coupée suivant un plan bien horizontal le culot qui se trouve au fond du tube : il ne faut pas aspirer mais laisser monter par capillarité dans la pipette. On rejette au fond du tube le contenu de la pipette, on laisse monter à nouveau et on refoule encore pour bien mélanger le culot centrifugé, puis on laisse monter une dernière fois dans la pipette et on étale sur la lame en petite surface.

On fixe par l'alcool-éther ou la chaleur et on colore par le triacide d'Ehrlich, le bleu polychrome de Unna ou l'hématoxyline-éosine. Généralement avec le produit de centrifugation qui est monté dans la pipette on a une quantité suffisante pour la préparation de trois lames que l'on colorera chacune par un des procédés énumérés. Pour plus de sécurité dans les résultats il est en effet préférable de faire plusieurs préparations.

Avec un peu d'habitude on arrive parfaitement à reconnaître la présence de lymphocytes ou de polynucléaires dans une préparation avant qu'elle ait été traitée par aucun colorant : toutefois on s'exposerait à de grossières erreurs si l'on se hâtait de conclure à un cyto-diagnostic positif ou négatif avant l'examen des préparations colorées.

La technique que nous venons de rappeler est celle qu'a indiquée Widal.

Des trois procédés de coloration, le bleu polychrome de Unna est celui qui, en cas de lymphocytose, fournit les résultats les plus démonstratifs.

Portées sous le champ du microscope, les préparations peuvent ne présenter aucune variété de globules blancs : on trouve seulement quelques globules rouges ou quelques cellules épithéliales qui permettent de mettre au point. Dans les cas positifs on peut trouver diverses variétés de leucocytes dont les principaux caractères sont décrits dans le chapitre suivant.

V

LES DIVERSES FORMES LEUCOCYTAIRES

C'est Max Schütze qui, le premier, étudia les divers aspects du leucocyte. Il nota des différences importantes dans les dimensions du globule, la forme de son noyau, et admit les deux groupes suivants :

1° Les mononucléaires :

2° Les polynucléaires.

Mais l'étude morphologique du globule blanc est due en majeure partie à Ehrlich et ses élèves qui complétèrent les premiers travaux de Schütze.

Voici les diverses formes leucocytaires admises aujourd'hui d'après les plus récentes recherches d'Ehrlich, de Weil (1), de Dominici (2), de Jolly (3). Ces auteurs distinguent quatre variétés :

1° Les lymphocytes ;

2° Les mononucléaires ;

---

(1) E. Weil. Le sang et les réactions défensives de l'hématopoièse dans l'infection variolique. *Thèse*, Paris, 1900.

(2) Dominici. Éléments figurés du sang. Leur morphologie. *Presse médicale*, 18 août 1900, n° 69.

(3) Jolly. Recherches sur les différents types de globules blancs. *Thèse*, Paris, 1898.

3° Les polynucléaires;

4° Les types anormaux.

1° *Les lymphocytes*. — Les lymphocytes sont des cellules de dimensions comparables à celles des globules rouges. Leur forme générale est arrondie ainsi que leur noyau. Ce dernier occupe presque toute la cellule mais est souvent légèrement excentrique. Il se colore fortement par l'hématéine ou les couleurs basiques d'aniline. Le protoplasma, réduit à des dimensions très restreintes, est homogène : il se colore faiblement par les couleurs d'aniline acides.

2° *Les mononucléaires*. — Les mononucléaires sont des grosses cellules de 15 à 20 μ. Leur noyau est simple, pâle, arrondi ou légèrement ovalaire, central ou légèrement excentrique. Leur protoplasma clair et homogène est à peine teinté soit par les couleurs acides, soit par les couleurs basiques (Dominici).

3° *Les polynucléaires*. — Les polynucléaires sont des éléments de 15 à 20 μ de diamètre, caractérisés par un noyau polylobé, irrégulier, représentant des figures diverses, mais toujours unique, malgré ce que semblerait indiquer le nom qu'ils portent. Ce noyau fixe énergiquement les couleurs d'aniline. La catégorie des polynucléaires a pu être divisée, suivant les réactions colorantes du protoplasma, et suivant les granulations qu'il renferme, en plusieurs variétés : les neutrophiles, les éosinophiles et les basophiles.

Les *neutrophiles* renferment dans le protoplasma la granulation neutrophile d'Ehrlich, granulation caractérisée par ce fait qu'elle est seule à prendre une teinte violette spéciale par le triacide d'Ehrlich (fuchsine acide, orange G. vert de méthyle), mélange neutre malgré son nom.

Dans le protoplasma des *éosinophiles* on rencontre également une granulation, mais plus grosse que la précédente, et se colorant en rouge brique et non en violet par le triacide. D'autre part, le noyau des éosinophiles est un peu plus difficilement colorable que le noyau des polynucléaires neutrophiles.

Enfin les polynucléaires *basophiles*, dénommés aussi « *mastzellen* » ont, comme les précédents, un noyau plus ou moins découpé et polylobé, mais généralement très pâle quoique très gros. Nous n'y retrouvons pas les granulations précédentes : celles que nous y décelons ne prennent que les couleurs basiques.

On voit combien est déjà complexe cette classe des leucocytes polynucléaires : mais on trouve d'autres variétés plus difficiles encore à caractériser et qu'on a dû ranger sous l'étiquette de *types anormaux* ;

4° *Les types anormaux.* — Il existe, en effet, entre les lymphocytes et les leucocytes mononucléaires une foule d'intermédiaires. Ce sont tantôt des formes de transition entre les lymphocytes et les grands mononucléaires, tantôt des lymphocytes dont l'étroite zone protoplasmique contient des granulations neutrophiles ou bien encore des éléments mononucléaires à granulations éosinophiles, basophiles ou neutrophiles.

Enfin, dans certaines maladies infectieuses on peut voir apparaître des éléments dits « plasmazellen », et des formes d'irritation « reizungformen ».

Les « plasmazellen » ont 15 à 20 μ de diamètre, elles sont mononucléaires, leur noyau est formé de traînées chromatiques disposées à la façon des rayons d'une roue, et extrêmement avide des couleurs basiques. Le protoplasma se colore difficilement par les couleurs acides.

Les formes d'irritation sont mononucléées, volumineuses. Le noyau est assez clair avec des traînées chromatiques plus foncées. Le protoplasma ne contient pas de traces de granulation : il se colore en bleu foncé par la thionine et en rouge violet par le triacide d'Ehrlich.

Avant de rechercher quelles sont, parmi ces formes, celles que révèlera l'examen du liquide céphalo-rachidien, il convient de rappeler rapidement l'origine des globules blancs dans l'organisme.

Les lymphocytes auraient pour origine tous les appareils à structure lymphoïde : ils se retrouvent partout dans les ganglions lymphatiques, la tunique adénoïdienne du tube digestif, les corpuscules de Malpighi de la rate, la moelle osseuse.

Les mononucléaires, stade adulte de la forme précédente, se rencontrent donc partout où les lymphocytes existent et peut-être même dans le sang.

Les polynucléaires neutrophiles, éosinophiles et basophiles « proviendraient de la moelle osseuse par la transformation des myélocytes granuleux à noyau unique en cellules à noyau contourné et polylobé », on ne les trouve, en effet, normalement, qu'en très petite quantité dans la rate et les ganglions. Les « reizungformen » auraient la même origine.

Quant aux plasmazellen leur origine est encore discutée : Unna les regarde comme des éléments dérivés des cellules fixes du tissu conjonctif malade, Marschalko les identifie, au point de vue de leur origine, aux lymphocytes normaux : il les fait donc naître de tous les appareils à structure lymphoïde.

Dans toutes les préparations faites en vue du cyto-diagnostic les polynucléaires apparaissent toujours tels que nous les avons décrits, même si la préparation n'a pas été faite rapidement après la ponction.

Les lymphocytes peuvent conserver leur aspect normal bien qu'ils aient été maintenus assez longtemps *in vitro* dans le liquide céphalo-rachidien d'où ils proviennent. Parfois cependant leur aspect change un peu, même s'ils ne sont pas restés très longtemps dans le liquide, les matières colorantes les attaquent plus fortement et la différenciation du noyau et de la bande protoplasmique devient de plus en plus difficile. Ou bien encore on voit la périphérie se hérisser de pointes multiples et des granulations prenant bien le bleu de Unna apparaître à leur intérieur.

Il arrive parfois que dans deux liquides de même âge, ou simplement d'une ponction à l'autre, l'aspect des cellules varie du moins dans leurs détails, mais jamais la différence n'est telle qu'elle puisse entraîner une erreur dans l'examen cytoscopique.

VI

LA MÉTHODE CYTOLOGIQUE

D'une façon générale on peut dire que les maladies à type polynucléaire sont celles qui affectent une marche aiguë comme l'érysipèle, la diphtérie, etc.

L'apparition des polynucléaires éosinophiles au cours d'une affection indiquerait suivant Lœper et Leredde (1) une tendance à la guérison.

Ajoutons que les injections sérothérapiques sont l'occasion d'un afflux de polynucléaires dans l'économie.

Au contraire les maladies à type mononucléaire sont des maladies à évolution lente, avec tendance à la chronicité comme la tuberculose, la syphilis, etc.

Quant aux types anormaux ils se montrent surtout dans les grandes infections comme la variole, témoignage d'une perturbation intense dans tout l'appareil leucocytopoiétique.

Toutes les formes leucocytaires que nous venons d'étudier ont été constatées dans le sang.

Mais dans nombre d'infections aiguës ou chroniques, le milieu qui environne le foyer infectieux, — et particuliè-

____

(1) Lœper et Leredde. L'équilibre leucocytaire. *Presse médicale*, 25 mars 1899.

rement le liquide contenu dans les diverses séreuses, lorsque c'est un de ces appareils qui subit une réaction inflammatoire, — renferme, en quantité variable, des éléments leucocytaires, témoins de la lutte entre l'organisme qui se défend et les facteurs du processus infectieux.

Ce sont ces éléments que depuis peu on a appris à mieux reconnaître et à rechercher avec précision, et c'est là l'origine et la base de la méthode cytologique dont nous sommes entièrement redevables à MM. Widal et Ravaut.

Le cyto-diagnostic est donc l'examen des éléments cellulaires en suspension dans les liquides normaux ou pathologiques des séreuses. Car les cellules mobiles se retrouvent aussi bien dans l'inflammation des espaces séreux que dans l'inflammation des espaces conjonctifs : les phénomènes de la diapédèse, l'exode des globules blancs, tels qu'ils ont été décrits par Metchnikoff se retrouvent aussi bien dans un cas que dans l'autre. A ce point de vue la cytologie devient un corollaire des beaux travaux de Metchnikoff sur la phagocytose. Notons toutefois que les polynucléaires — et non les lymphocytes — sont seuls des éléments phagocytaires.

La formule leucocytaire, base du cyto-diagnostic, est actuellement établie pour des sérosités variées, mais c'est, sans contredit, pour le liquide céphalo-rachidien que cette recherche a donné les résultats les plus intéressants.

Nous rappellerons succinctement ces résultats dans les diverses maladies de l'axe cérébro-spinal où on a cherché à établir cette formule leucocytaire.

VII

RÉSULTATS DE LA CYTOSCOPIE DU LIQUIDE
CÉPHALO-RACHIDIEN

A l'état normal, le liquide céphalo-rachidien ne contient pas d'éléments figurés, tout au plus peut-on dans certains cas y déceler la présence de quelques lymphocytes, et encore y sont-ils en nombre très restreint.

Il n'en est plus de même à l'état pathologique, l'irritation méningée fût-elle extrêmement légère.

Dans la méningite tuberculeuse les leucocytes du liquide céphalo-rachidien sont en majeure partie composés de lymphocytes (70 pour 100). La méningite tuberculeuse expérimentale fournit la même réaction leucocytaire.

Les leucocytes polynucléaires se rencontrent au contraire dans les infections dues aux microbes septiques divers qui peuvent donner lieu aux symptômes de la méningite cérébro-spinale. Toutefois pendant la convalescence ces polynucléaires disparaissent peu à peu pour faire place aux lymphocytes jusqu'à ce que ceux-ci s'effacent à leur tour, le liquide céphalo-rachidien reprenant sa pureté première. Les méningites expérimentales à pneumocoque, à staphylocoque et à bacille d'Eberth donnent également une formule leucocytaire composée d'éléments polynucléaires.

La recherche des globules blancs dans les processus
méningés à marche chronique n'est pas moins féconde en
résultats ; d'une façon générale les lymphocytes sont ca-
ractéristiques d'une réaction inflammatoire lente ou peu
intense. On ne rencontre, en effet, que des lymphocytes
dans la paralysie générale, le tabes, la méningite syphilitique, la sclérose en plaques. Dans des cas de polynévrites
et de tumeurs des centres nerveux, la présence d'éléments
leucocytaires n'a pas été signalée. Le zona, au contraire,
comporte l'apparition de lymphocytes dans le liquide
céphalo-rachidien. Dans toutes les observations d'hémiplégie ancienne ou récente, avec examen cytologique, la
recherche des globules blancs a été négative. M. Breton
(de Dijon) (1) a cependant trouvé à la suite d'une hémorragie cérébrale un liquide céphalo-rachidien riche en
lymphocytes et mononucléaires, mais, d'autre part, dans
le court résumé de l'autopsie qu'il rapporte, il signale
une hydrocéphalie ventriculaire et de nombreuses plaques
laiteuses pie-mériennes à la surface des deux hémisphères.
Le même auteur signale une grande abondance de lymphocytes dans un cas d'insolation (ponction faite sept
jours après l'accident), et dans un cas de maladie de
Charcot.

MM. Widal. Sicard et Ravaut n'ont pas trouvé de lymphocytes dans un cas de myopathie progressive, Babinski
et Nageotte ont trouvé une légère augmentation de la formule leucocytaire dans un cas de myopathie avec abolition
des réflexes achilléens.

----

(1) BRETON (de Dijon). Cyto-diagnostic. *Gazette des hôp.*, 29 août 1901.

Mais la migration de globules blancs dans le liquide céphalo-rachidien ne caractérise pas nécessairement un processus infectieux : nous avons déjà signalé l'apparition de lymphocytes à la suite de la simple piqûre que nécessite la ponction lombaire. D'autre part, certaines substances toxiques provoquent une réaction irritative capable de faire apparaître des éléments leucocytaires. MM. Ravaut et Aubourg (1) ont en effet examiné le liquide d'un certain nombre de sujets soumis à la rachicocaïnisation en vue de l'analgésie chirurgicale. Ils ont constaté la présence d'éléments polynucléaires pendant les quatre ou cinq jours qui suivaient l'injection de cocaïne, remplacés les jours suivants par des éléments lymphocytaires. Ces derniers demandaient une période variant de 8 à 20 jours pour disparaître à leur tour sans laisser de traces. MM. Ravaut et Aubourg insistent sur l'analogie complète de ces faits avec ce qui se passe dans certains cas de méningites cérébro-spinales curables.

Il ne faudrait cependant pas, suivant M. Achard (2), exagérer l'importance de ces constatations, et quand la dose de cocaïne est faible la réaction paraît extrêmement peu intense puisque, après injection de un centigramme de cette substance, il ne trouve plus d'éléments figurés dans le liquide céphalo-rachidien retiré 24 heures après l'injection de cocaïne.

---

(1) Ravaut et Aubourg. Le liquide céphalo-rachidien après la rachicocaïnisation. *Société de biol.*, 15 juin 1901 ; *Presse médicale*, nº 49, 19 juin 1901.

(2) Achard. L'examen clinique du liquide céphalo-rachidien. *Gazette hebd. de méd. et de chirurg.*, nº 58, 21 juillet 1901.

VIII

CONDITIONS DANS LESQUELLES S'EFFECTUE LA LYMPHOCYTOSE

Il ne suffit pas de constater simplement la présence ou l'absence de lymphocytes ou de polynucléaires, leur nombre et leurs variations, dans le liquide céphalo-rachidien. Toute phlegmasie méningée, quelle que soit sa nature, livre passage à divers éléments figurés du sang dans les espaces sous-arachnoïdiens. C'est là un fait bien acquis. Mais d'autres questions restent à résoudre et le fait de la présence d'éléments venus du sang demande à être interprétée au point de vue pathogénique.

A quel niveau s'effectue le passage des lymphocytes ? Dans quelles conditions ce passage est-il possible ? Pouvons-nous, grâce aux lésions anatomiques connues de la paralysie générale, du tabes, de la méningite tuberculeuse, expliquer quelle est la signification de la lymphocytose dans ces affections ?

Pour les méningites septiques, rien de plus simple : les méninges sont le siège d'un travail inflammatoire aigu : la diapédèse est intense, les phagocytes abondants : les globules blancs polynucléaires qui sont des éléments phagocytaires peuvent tomber facilement dans le liquide céphalo-rachidien : ce sont ces éléments que l'on retrouve en faisant l'examen cytologique.

La description que donnent tous les auteurs qui ont étudié les lésions anatomo-pathologiques de la méningite tuberculeuse est également intéressante à rapprocher des constatations biopsiques du cyto-diagnostic.

Voici ces lésions telles que les décrit Péron (1) : « A la périphérie des centres caséeux (dans l'infiltration tuberculeuse diffuse) on se trouve en présence d'un nombre considérable de leucocytes mononucléés en rangs très serrés, et qui, sortis des vaisseaux voisins, déterminent une sorte de palissade autour du centre caséifié.

« Tous ces éléments bien colorés ont un noyau qui fixe vivement la couleur, toutefois un certain nombre d'entre eux, situés à la limite de la zone caséeuse, sont manifestement plus clairs.

« Ces amas leucocytaires prennent point d'attache sur les colonnes vasculaires, artérielles et veineuses, soit sous forme de manchons complets périvasculaires, soit au contraire sous forme d'un bourgeon qui paraît se détacher en un point de la cavité du vaisseau sanguin. Les parois de celui-ci sont infiltrées elles-mêmes de leucocytes.

« A distance de ces centres caséeux il y a des espaces clairs dans lesquels l'apport leucocytique, sans être aussi abondant qu'au pourtour des foyers caséeux, est néanmoins indiscutable.

« Examinés à un fort grossissement, ces espaces se

____

(1) Péron. Recherches sur la tuberculose des méninges. *Archives gén. de méd.*, octobre-novembre 1898.

montrent composés d'un réticulum conjonctif qui n'est autre que le réseau pie-mérien normal. Dans les mailles de ce réseau on rencontre des leucocytes de formes variées et quelques globules rouges.

« Plus ou moins considérables, ces lésions paraissent généralisées à l'ensemble de la pie-mère encéphalique...»

L'étude des lésions de la méningite tuberculeuse expérimentale n'est pas moins instructive : on constate la dilatation des vaisseaux sanguins au niveau des centres nerveux, et dans la lumière de ces vaisseaux de nombreux leucocytes. D'autre part la pie-mère est épaissie et présente des placards siège d'une prolifération cellulaire intense et d'infiltration leucocytaire. Les gaines circulaires des vaisseaux sont envahies par de nombreux lymphocytes (Sicard)(1).

Tous ces éléments leucocytaires dont la présence est notée avec soin dans ces descriptions anatomo-pathologiques semblent bien, pour une grande part du moins, devoir être rattachés au groupe des lymphocytes et des mononucléaires. La forme arrondie du noyau, ses dimensions, son avidité pour les matières colorantes, rendent très vraisemblable cette identification. Rien d'étonnant dès lors à ce que ces éléments viennent à tomber dans le liquide céphalo-rachidien. Et, bien que dans la méningite tuberculeuse, les lésions portent généralement sur les méninges encéphaliques et rarement sur les méninges rachidiennes (Liouville), les mouvements de brassage qui se produisent

---

(1) Sicard. Méningite tuberculeuse expérimentale. *Presse médicale*, 7 février 1900.

dans toute la masse du liquide céphalo-rachidien auront
rapidement véhiculé les lymphocytes dans la totalité du
liquide.

Ce rapprochement que nous venons de faire pour le
processus subaigu de la méningite tuberculeuse est également vrai pour les processus chroniques de la méningo-
myélite, du tabes, de la paralysie générale. Il a fait l'objet
d'un intéressant travail de M. Nageotte(1). Deux cas de
myélite transverse examinés au point de vue histologique
lui ont montré dans un cas une infiltration de cellules
mononucléaires, dans le second une infiltration de cellules
polynucléaires : le premier était d'origine syphilitique,
c'est-à-dire essentiellement chronique, le second d'origine inconnue.

Le même auteur avait déjà montré (2) que dans le
tabes, à côté des lésions classiques de sclérose médullaire
et d'épaississement scléreux de la portion de méninge qui
recouvre les cordons postérieurs, il y a une méningite à
caractères nettement infectieux qui s'étend à toute la périphérie de la moelle. La lésion principale de cette méningite est une infiltration cellulaire des espaces conjonctifs
et des parois vasculaires. Et ces cellules se caractérisent
justement par leur forme arrondie, leur pauvreté en protoplasma et la présence d'un noyau également arrondi,

---

(1) Nageotte. Remarques sur les lésions méningées de la paralysie
générale, du tabes et de la myélite syphilitique, à propos de la lymphocytose
du liquide céphalo-rachidien dans ces affections : *Société méd. des hôpitaux*,
25 janvier 1901.

(2) Nageotte. Étude sur la méningo-myélite diffuse dans le tabes, la
paralysie générale et la syphilis spinale. *Archives de neurologie*, 1895.

ayant une grande affinité pour les substances colorantes.

Ces mêmes caractères de méningite infectieuse se retrouvent également dans la paralysie générale progressive Les interstices conjonctifs, les parois et gaines vasculaires de la pie-mère sont infiltrés de cellules dites embryonnaires : mais ici encore le protoplasma peu abondant, la forme arrondie de la cellule et du noyau, la coloration facile de ce dernier rappellent singulièrement la description du lymphocyte.

Dans toutes ces descriptions anatomo-pathologiques d'affections différentes : tabes, méningite tuberculeuse, paralysie générale, il est une lésion que l'on retrouve constamment : c'est la lésion des vaisseaux pie-mériens. Ces lésions permettent aux lymphocytes de pénétrer dans les espaces sous-arachnoïdiens.

Mais cette voie d'apport des lymphocytes n'est pas unique d'après MM. Anglade et Chocreaux (1).

En effet, ils attachent également une grande importance aux lésions constatées déjà depuis longtemps par divers auteurs (Magnan et Mierzierjewski) au niveau du canal de l'épendyme et surtout au niveau des parois ventriculaires de sujets morts de méningite tuberculeuse ou de paralysie générale. Ces lésions consistent en une sorte de plissement avec rupture de l'épithélium ventriculaire ; et sous ce revêtement épithélial rampent des vaisseaux sanguins dont les parois, elles-mêmes altérées, livrent passage à des lymphocytes.

---

(1) Anglade et Chocreaux. Topographie et signification de la lymphocytose dans la méningite tuberculeuse et la paralysie générale. *Société de neurologie*, 4 juillet 1901 ; *Revue neurologique*, 15 juillet 1901.

En somme le liquide céphalo-rachidien intraventriculaire reçoit son contingent de lymphocytes tout aussi bien que le liquide céphalo-rachidien des espaces sous-arachnoïdiens.

Il nous reste maintenant à suivre le parcours du lymphocyte dans les diverses étapes qu'il doit franchir pour passer du vaisseau sanguin dans le liquide céphalo-rachidien.

L'élément infectieux de la paralysie générale ou de la tuberculose se localisant d'abord sur les parois des vaisseaux, et particulièrement sur les parois des vaisseaux qui rampent au fond des sillons, détermine en un point une prolifération endothéliale. On voit donc ces vaisseaux, lorsqu'ils commencent à subir l'influence de l'agent infectieux, se revêtir en un point d'une gaine de cellules embryonnaires, résultat des phénomènes de karyokinèse dont le noyau des cellules endothéliales est le siège. La paroi vasculaire est devenue de ce fait une barrière trop faible pour défendre l'émigration des lymphocytes vers l'extérieur.

Voilà donc cette paroi forcée, le lymphocyte vient de franchir l'obstacle que cette dernière lui offrait. Tombe-t-il directement dans le liquide des espaces sous-arachnoïdiens ? On sait que tout autour des artérioles qui passent de la pie-mère dans la substance nerveuse existent des gaines périvasculaires dans lesquels chemine la lymphe. D'après l'opinion classique ces gaines s'ouvriraient directement dans les espaces sous-arachnoïdiens de sorte que la lymphe viendrait se mélanger au liquide céphalo-rachidien.

Il résulterait donc de cette disposition que le lymphocyte tomberait dans la gaine périvasculaire et gagnerait le

liquide céphalo-rachidien par l'ouverture sous-arachnoï-
dienne de la gaine périvasculaire.

Cette conception ne saurait être exacte, car, sauf dans
les cas pathologiques, jamais on n'a rencontré d'éléments
globulaires dans le liquide céphalo-rachidien.

Sicard (1) propose une autre conception de ces gaines
périvasculaires, conception se conciliant mieux avec les
résultats des examens cytologiques du liquide céphalo-
rachidien. D'après cet auteur, les gaines périvasculaires
ne s'ouvrent pas dans les espaces sous-arachnoïdiens mais
continuent à entourer les vaisseaux devenus plus gros et
déversent leur contenu soit dans leur vaisseau, soit dans
les espaces lymphatiques qu'ils peuvent rencontrer. Exté-
rieurement à cette première gaine s'en trouve une seconde
qui, normalement, ne communique pas avec la première.
C'est à l'aide de cette deuxième gaine que le liquide
céphalo-rachidien entoure les vaisseaux artériels à leur
entrée dans les centres nerveux.

A la moindre trace d'inflammation, ces deux gaines
adhèrent l'une à l'autre et le lymphocyte a toute liberté
pour traverser ce deuxième obstacle.

La seule chose qui eût pu entraver sa marche, la
gaine lymphatique, n'existe plus au niveau de la localisation de l'inflammation : de sorte qu'après ces deux étapes
faciles à franchir, la gaine vasculaire malade, les deux
gaines périvasculaires adhérentes, le lymphocyte tombe
dans le liquide céphalo-rachidien où l'examen cytologique
nous a appris à le reconnaître.

---

(1) SICARD. *Thèse*, Paris, 1900.

IX

VALEUR SÉMÉIOLOGIQUE DE LA PONCTION LOMBAIRE

S'il est certain que le cyto-diagnostic est appelé à rendre en clinique d'immenses services, il n'en est pas moins vrai que l'interprétation des résultats qu'il fournit peut être parfois très délicate.

Et d'abord nous rappellerons qu'à l'état normal on peut rencontrer par exception quelques rares leucocytes sans qu'il y ait la moindre irritation méningée.

Donc avant de conclure à un résultat positif, il est bon de constater la présence d'éléments figurés dans plusieurs préparations faites avec le même liquide, et de bien distinguer la variété à laquelle ils appartiennent.

A ce propos nous nous permettrons de dire que l'exacte numération des lymphocytes nous paraît peu pratique. Comme le dit fort bien Weill(1) : « Entre le lymphocyte et le grand mononucléaire, se placent un grand nombre de cellules de tailles intermédiaires, si bien que des transitions infinies, reliant ensemble les types extrêmes, les numérations ont toujours nécessairement quelque chose de factice. »

---

(1) WEILL. *Thèse,* Paris, 1900.

Ce que dit Weill pour les globules blancs du sang est vrai également pour les leucocytes qui tombent dans les séreuses ou le liquide céphalo-rachidien.

D'autre part la formule que l'on a donnée (1) pour calculer le nombre des leucocytes par millimètre cube de liquide céphalo-rachidien est loin d'être exacte : en effet, cette formule est la suivante ;

$$X = \frac{N \times D}{V}$$

V représentant la totalité du liquide mis dans le tube centrifugeur,

N le nombre d'éléments contenus dans un millimètre cube du liquide D,

D représentant la quantité du liquide resté dans le tube après décantation et agité de façon à former une émulsion homogène.

Or, si V est facile à évaluer, le facteur D est bien difficile à déterminer avec exactitude, vu la quantité minime qu'il représente, sans compter qu'il paraît impossible de rendre la composition du culot absolument homogène.

M. Widal (2) a du reste critiqué lui-même la numération globale des éléments qu'il avait tentée dès le début de ses recherches. « J'ai constaté, dit-il, qu'elle pouvait être trompeuse, parce qu'elle nécessitait parfois la dilution du dépôt dans une trop grande quantité de liquide... Pour que le cyto-diagnostic ait sa valeur, il faut, en se confor-

---

(1) LAIGNEL-LAVASTINE. *Société de biol.*, 18 mai 1901.
(2) WIDAL. *Société méd. des hôp.*, 21 juin 1901.

mant à la technique que nous avons indiquée, que les éléments soient assez nombreux sous le champ du microscope, pour qu'il n'y ait pas le moindre doute dans l'esprit. »

Quoi qu'il en soit, nous avons dans le cyto-diagnostic un moyen de diagnostic précieux dans certaines inflammations aiguës ou chroniques du système nerveux et des méninges.

Dans la méningite tuberculeuse on a constamment trouvé des lymphocytes pendant toute l'évolution de la maladie : voilà donc un excellent moyen de différencier la méningite tuberculeuse avec les méningites aiguës septiques. Toutefois la clinique ne perd pas ses droits et il faut se rappeler que d'autres affections cérébro-spinales peuvent déterminer l'apparition de lymphocytes : témoin le malade de MM. Rendu et Géraudel chez qui on trouva à l'autopsie une fracture de la voûte du crâne, témoin également le malade de MM. Achard et Laubry chez qui l'autopsie fit découvrir une tumeur du cervelet.

La méningite cérébro-spinale, grâce à la présence de polynucléaires du moins pendant la période aiguë, pourra être différenciée d'une autre affection avec laquelle elle a été maintes fois confondue : l'infection grippale. Bien plus, le cyto-diagnostic a montré des formes de méningites cérébro-spinales non soupçonnées jusque-là, les formes ambulatoires : ces cas légers, en effet, existent bien réellement et sont parfaitement curables.

En est-il de même dans la méningite tuberculeuse ? Quelques observations tendraient à le prouver bien qu'on n'en ait encore publié aucune absolument probante.

Toutefois le cas rapporté par M. Rocaz (de Bordeaux)(1) paraît presque convaincant : un enfant de souche tuberculeuse, suspect lui-même de tuberculose pulmonaire, présente tous les signes cliniques de la méningite tuberculeuse, le liquide céphalo-rachidien contient de nombreux lymphocytes. Un mois après, les signes de méningite avaient progressivement disparu aussi bien que les lymphocytes du liquide céphalo-rachidien. Au bout d'un an la guérison se maintenait.

Cette observation permet de se demander si le cyto-diagnostic, comme pour les méningites septiques, ne viendra pas démontrer l'existence de formes bénignes et curables de la méningite tuberculeuse.

Le tétanos simule parfois, à s'y méprendre, une méningite aiguë : l'absence d'éléments figurés dans le liquide céphalo-rachidien des tétaniques fournit donc un excellent moyen de diagnostic différentiel entre ces deux affections.

Au cours de toutes les grandes infections à marche aiguë comme la pneumonie, la fièvre typhoïde, l'érysipèle, le rhumatisme, etc., on voit fréquemment apparaître des accidents délirants, connus sous le nom de méningisme et difficiles à distinguer d'une véritable méningite ; le cyto-diagnostic fournit ici encore des résultats d'une importance capitale.

Si par la ponction lombaire on arrive à mettre en évidence la présence d'éléments polynucléaires, on est en

---

(1) Rocaz (de Bordeaux). Méningite tuberculeuse probable ; guérison apparente ; variations de la formule cytologique du liquide céphalo-rachidien. *Congrès de gynécologie, d'obstétrique et de pédiatrie,* Section de pédiatrie. Nantes, 1901.

droit d'affirmer la réalité de l'infection méningée. Mais la ré-
ciproque est-elle vraie? Un cas rapporté par M. Achard (1)
ne nous permet pas de l'affirmer : une ponction lombaire
pratiquée chez un pneumonique délirant ne ramena qu'un
liquide dépourvu d'éléments anormaux et l'autopsie qui
suivit de peu la ponction fit constater des lésions de méningite pneumococcique. M. Achard pense que la communication entre les méninges encéphaliques et les méninges
crâniennes devait être interceptée.

Dans toutes les manifestations hystériques l'absence
d'éléments leucocytaires dans le liquide céphalo-rachidien
est évidemment de règle : aussi le cyto-diagnostic a-t-il
permis à MM. Méry et Courcoux, dans le cas de méningisme
hystérique que nous avons cité plus haut, d'éliminer à
coup sûr l'hypothèse d'une lésion inflammatoire des méninges malgré tout le cortège symptomatique qui accom-
pagnait cette manifestation hystériforme.

Dans les processus méningés à marche chronique le
cyto-diagnostic n'est pas sans fournir d'importantes indications pour le diagnostic de certaines affections. Mais il
faut reconnaître que si nombre de faits sont aujourd'hui
parfaitement acquis — présence de lymphocytes dans les
méningo-myélites, la paralysie générale, le tabes — il
en est d'autres qui demandent de nouvelles recherches :
les examens du liquide céphalo-rachidien dans les cas
d'épilepsie essentielle, de tumeurs cérébrales, de sclérose
en plaque, d'hémorragie cérébrale, sont encore très
restreints et quelques-uns contradictoires. D'autre part

---

(1) ACHARD. *Loco citato.*

on ne sait pas encore quand apparaît la lymphocytose dans
ces diverses maladies. Ce signe précède-t-il les symptômes
sur lesquels on s'appuie généralement pour porter le
diagnostic de ces affections. Tous ces points comportent
encore une certaine obscurité.

Cependant l'absence de lymphocytose dans les polynévrites permet déjà de différencier ces dernières de la
paralysie générale avec laquelle il est possible de les confondre ; il en est de même pour les atrophies papillaires
qui ne relèvent pas du tabes.

Les examens cytologiques dans les tumeurs cérébrales
ne nous paraissent pas entièrement concluants : la tumeur
du cervelet prise pour une méningite dont nous parlions
plus haut avait déterminé une réaction leucocytaire,
d'un autre côté MM. Nageotte et Babinski (1) dans sept
cas de tumeur cérébrale n'ont pas trouvé de lymphocytose.
Ces faits méritent d'autant plus d'attention que M. Nageotte (2) a montré que les néoplasmes intracrâniens
s'accompagnent souvent de méningite.

Au point de vue du *pronostic* les examens cytologiques peuvent également donner quelques indications utiles
au clinicien. Lorsque dans une méningite cérébro-spinale
on voit les éléments lymphocytaires prendre peu à peu la
place des polynucléaires (ce qui coïncide avec la disparition des éléments microbiens), c'est l'indice d'une amélio-

---

(1) Babinski et Nageotte. *Société méd. des hôp.*, 24 mai 1901.

(2) Nageotte. Sur la systématisation dans les affections du système
nerveux et en particulier dans le tabes. *Congrès de médecine*, Section de
neurologie. Paris, 1900.

ration progressive, au contraire la brusque réapparition de polynucléaires dans un liquide qui ne contenait plus que des lymphocytes au décours d'une méningite cérébro-spinale est l'indice d'une rechute.

En somme le cyto-diagnostic constitue une méthode appelée à rendre de réels services : nous avons vu le précieux concours qu'elle a apporté à une étude plus approfondie des méningites aiguës. D'un autre côté, en révélant une altération de la membrane arachnoïdo-piemérienne, elle a pu donner des indications utiles dans les processus méningés chroniques. Car la présence de globules blancs dans le liquide céphalo-rachidien est la signature d'une altération locale : elle est indépendante de causes générales ainsi qu'il résulte des constatations de Ferrier (1) dans le liquide céphalo-rachidien de malades atteints de leucémie.

Mais il faut se garder d'oublier que les réactions leucocytaires n'ont rien de spécifique : à telle maladie ne correspond pas telle forme d'éléments cellulaires, à telle cause d'irritation méningée ne répond pas tel mode de réaction. Le même irritant peut produire tantôt la lymphocytose et tantôt la polynucléose, suivant le mode d'action, ou suivant le stade du processus morbide. Le processus aigu se traduit par l'apparition des éléments polynucléaires dont le rôle est essentiellement transitoire ; le processus lent, chronique, provoque l'apparition des éléments lymphocytaires. Le cyto-diagnostic fournit donc

____

(1) FERRIER. Cytologie du liquide céphalo-rachidien dans la leucémie. *Société de biol.*, 20 juillet 1901.

des renseignements d'ordre anatomique et non des ren
seignements d'ordre étiologique.

Il n'en est pas moins vrai que le cyto-diagnostic, malgré sa création toute récente, a franchi les bornes du laboratoire pour entrer dans la clinique, où, sans le moindre
inconvénient, il est à la portée de tous. De même qu'il
ensemence un bouillon de culture dans un cas d'angine
ou qu'il recueille le sang nécessaire à une séro-réaction,
le praticien pourra, dans certains cas déterminés, recueillir
lui-même la petite quantité de liquide céphalo-rachidien
nécessaire à un examen, pour l'envoyer au plus prochain
laboratoire.

DEUXIÈME PARTIE

—

Dans la première partie de ce travail nous avons rappelé ce qu'était le cyto-diagnostic : ses origines, ses principales applications, ses résultats généraux.

Nous avons vu sa valeur dans la méningite tuberculeuse, les méningites septiques, les méningo-myélites, le tabes, la paralysie générale progressive.

Dans cette seconde partie nous nous placerons à un point de vue plus spécial : nous rechercherons les renseignements que la méthode cytologique peut fournir dans les maladies mentales : nous avons ponctionné plusieurs malades atteints de vésanies diverses. Ce sont ces résultats que nous rapporterons d'abord avec l'observation résumée des malades ; nous les comparerons aux faits analogues déjà publiés pour en déduire les enseignements qu'ils comportent.

D'autre part, on sait combien épineux est parfois le diagnostic entre une manifestation aiguë ou subaiguë de l'alcoolisme chronique et une paralysie générale.

Une intéressante observation du Pr Joffroy montre que le cyto-diagnostic est peut-être capable dans ce cas

de lever toute difficulté. Nous avons recueilli quelques observations propres à prouver qu'en effet le cyto-diagnostic
peut rendre ici encore de précieux services.

Plus tardivement dans son évolution, l'alcoolisme
chronique, auquel viennent s'ajouter des signes de démence sénile, peut également en imposer pour une paralysie générale : nous avons essayé dans un dernier chapitre
de montrer la valeur, dans ce cas spécial, des éléments
de diagnostic tirés de l'examen cytoscopique.

CHAPITRE I

LE CYTO-DIAGNOSTIC DANS LES VÉSANIES

Le cyto-diagnostic présente un grand intérêt pour les aliénistes. Cette méthode leur fournit en effet un moyen de diagnostic sûr, rapide et pratique entre la paralysie générale progressive et diverses psychoses qui peuvent la simuler, du moins temporairement.

Mais pour accorder toute confiance à une méthode nouvelle, il faut qu'elle soit basée sur des faits non douteux et bien observés. Si nous voulons, par exemple, différencier une démence paranoïde d'une paralysie générale possible, au moyen du cyto-diagnostic, il faut être certain qu'il n'y a jamais dans la démence paranoïde d'irritation méningée due à la maladie et capable de produire la lymphocytose. Des observations déjà nombreuses montrent qu'en effet dans les états vésaniques purs comme la démence paranoïde on ne trouve jamais de lymphocytes.

A titre de confirmation, nous rapportons, avec l'histoire résumée de la maladie, les résultats de plusieurs ponctions pratiquées chez des vésaniques purs. Quelques-unes ont été faites avec MM. Dupré et Devaux qui en ont déjà rapporté les résultats généraux. Nous donnons, quand il y a lieu, les changements qui ont pu survenir dans l'état de ces malades depuis l'époque déjà éloignée (mars-avril 1901) où a été pratiquée la ponction.

Observation I

Démence organique par ramollissement.

L..., 70 ans.

Hémiplégie droite avec aphasie passagère, à la suite d'un ictus apoplectique survenu en mai 1900. Un mois après, cris, insomnie, excitation cérébrale, nécessitant son placement dans un asile d'aliénés. Après un séjour à Sainte-Anne et à Ville-Évrard elle est transférée à Maison-Blanche où nous l'observons.

L'état démentiel s'est peu à peu accentué. La malade est contente d'elle-même, se trouve bien. Elle est dans un état de satisfaction morbide. En même temps elle a des accès de sensiblerie : elle se met à pleurer sans raison ou à propos d'une parole insignifiante.

La ponction lombaire est pratiquée le 3 avril 1901. Le dépôt ne contient aucun élément figuré.

Résultat de l'examen cytologique absolument négatif.

L'état de cette malade ne s'est nullement modifié après cette ponction. Depuis elle a été transférée dans un autre asile. Au moment du départ (août 1901) : mutisme à peu près complet. Gâtisme. État de dépression très marquée.

Observation II

Démence précoce.

L..., 27 ans. Internée depuis 8 ans. Hérédité chargée.

Signes physiques nombreux de dégénérescence : développement du système pileux au niveau de la face, microcéphalie, légère asymétrie faciale, oreilles mal ourlées, voûte palatine ogivale. Enfance et puberté normales.

L'évolution morbide, par sa date et son mode de début, ses

caractères, ses progrès, autorise à rapporter l'affection à l'une des formes de cette psychose juvénile chronique, polymorphe, à tendance démentielle, isolée, à la suite des travaux de Kahlbaum et de Hecker, par Kræpelin, sous le terme générique de démence précoce.

Actuellement, L... est très démente : elle est sujette à des alternatives d'excitation et de dépression, des impulsions subites, agressives, des colères violentes, des accès de rire soudains, explosifs, saccadés.

Mouvements automatiques, balancement ; apathie, mutisme, négativisme, gâtisme, coprophagie.

La malade ne présente ni suggestibilité, ni échopraxie, ni stéréotypie, ni catatonie.

La ponction lombaire, pratiquée le 28 mars 1901, n'est suivie d'aucune modification dans l'état morbide.

Le dépôt ne contient aucun élément figuré.

Résultat cytologique absolument négatif.

Depuis cette époque l'état de la malade a peu changé. Les états de dépression sont plus rares et moins prolongés, les crises d'agitation passagère sont plus intenses et plus fréquentes. Indifférence absolue.

OBSERVATION III

Mélancolie chronique avec délire (alcoolisme, fièvre typhoïde).

H..., 31 ans. Antécédents alcooliques.

Fièvre typhoïde en 1895. Convalescence longue et difficile. Misères et tourments.

Développement progressif d'un état mélancolique, avec préoccupations hypochondriaques, illusions et hallucinations, interprétations délirantes, idées et tentative de suicide qui nécessitent son placement dans une maison d'aliénés (1898).

Depuis son internement on a constaté après une légère amé-

Duflos.5

lioration (fin de 1898) une aggravation de l'état mélancolique. Hallucinations nombreuses, violences, anxiété et désorientation.

La ponction lombaire pratiquée le 28 mars 1901 est suivie d'une sédation légère et peu durable des symptômes d'excitation : la malade est plus calme.

Résultat cytologique : quelques rares lymphocytes. Pas d'autres éléments figurés.

La légère sédation observée après la ponction n'a nullement persévéré.

En ce moment la malade est dans un état d'excitation maniaque intense. Insomnie. Violences contre les personnes qui la soignent et les autres malades. Il est difficile de savoir s'il y a persistance des hallucinations.

OBSERVATION IV
Mélancolie avec délire (variole, accouchement).

V..., 31 ans. Hérédité ?

Variole en novembre 1900.

Accouche en janvier 1901, d'un enfant vivant, normal.

Aussitôt après, dépression mélancolique avec mutisme, refus d'aliments, pleurs continuels.

Internée en février 1901, V... se présente avec le tégument criblé de cicatrices pigmentées, brunâtres, vestiges de son éruption variolique récente.

Elle est dans un état de dépression mélancolique accentuée, avec mutisme, sitiophobie, crise d'anxiété, pleurs, préoccupations hypochondriaques.

L'état somatique est satisfaisant.

La ponction lombaire est pratiquée le 28 mars 1901.

Elle n'amène aucune amélioration immédiate des symptômes.

Dans les semaines suivantes, la dépression mélancolique s'atténue, le mutisme disparaît, la malade s'alimente.

En mai 1901, l'amélioration s'accentue, la malade travaille, mange et dort bien.

On constate un état de débilité mentale assez accusé.

Résultat cytologique absolument négatif. Aucun élément figuré.

Depuis, l'état de dépression mélancolique a continué à s'améliorer, sans arriver cependant à disparaître totalement.

Actuellement : absence d'hallucinations ; interprétations délirantes ; idées vagues de persécution : ce qu'on fait c'est pour l'ennuyer. On se moque d'elle quand on lui parle, du reste on l'a toujours ennuyée ou taquinée.

L'état de débilité mentale n'a donc fait lui aussi que de devenir plus évident.

Les cicatrices pigmentées qui criblaient les téguments ont à peu près entièrement disparu.

Observation V

Mélancolie avec délire (ménopause).

W..., 43 ans.

Entrée à Maison-Blanche en février 1901.

Mélancolie avec mutisme, gémissements, insomnie, anxiété. Hallucinations visuelles et auditives.

Après une légère amélioration, constatée au commencement de mars 1901, la malade tombe dans un état plus grave, refuse les aliments, maigrit.

La ponction lombaire, pratiquée le 28 mars 1901, n'amène aucun changement dans l'état de la malade.

Résultat cytologique absolument négatif. Pas d'éléments figurés.

En ce moment la malade W... est toujours déprimée. Toutefois il y a une certaine amélioration dans son état : elle dort et mange bien, ne pousse plus de gémissements.

Elle est encore incapable de travailler, mais elle est moins indifférente à ce qui se passe autour d'elle.

Le mutisme persiste d'une façon à peu près complète.

Légère inégalité pupillaire au profit de la pupille gauche. Réaction normale à la lumière.

Réflexes patellaires égaux et normaux. Pas de tremblement.

OBSERVATION VI

Mélancolie avec délire.

G..., 25 ans, chemisier.

On ne note comme antécédents héréditaires que l'alcoolisme du père.

A 12 ans, fièvre typhoïde à la suite de laquelle il eut une paralysie des jambes : marche et station debout impossibles.

Transporté à la Salpêtrière on le soigne pour astasie hystérique. Guérison.

Pas de syphilis.

Le malade a toujours été d'un caractère sombre, fermé, inquiet ; d'ailleurs d'une vie très régulière et tranquille, relativement sobre.

Une nuit, sans prodromes, il est pris d'agitation extrême, de frayeurs, d'un état anxieux, qui se dissipe le matin.

Le lendemain, il travaille toute la journée, mais le soir on le trouve assis au bord de la Seine, disant que des individus voulaient le jeter dans une chaudière d'eau bouillante.

Il est arrêté et conduit au Dépôt de la Préfecture de police, puis de là à Sainte-Anne.

Les certificats de placement portent les notes suivantes : « Alcoolisme et débilité mentale, hallucinations auditives. Insomnie. Culpabilité imaginaire. Peurs non motivées. Idées et tentatives de suicide » et : « Dégénérescence mentale avec alcoolisme, hallucinations multiples et pénibles ; frayeurs, excitation ; tentative de suicide.

Tremblement des mains. »

Transféré à Ville-Évrard quelques jours après dans le service du Dʳ Legrain.

On note la persistance des hallucinations pénibles de l'ouïe, de la vue, de l'odorat. Sitiophobie.

Mais on s'aperçoit que l'alcoolisme n'entre pour rien dans l'état du malade et le Dʳ Legrain rédige le certificat suivant : « Débilité mentale avec dépression mélancolique, idées de persécutions déjà anciennes. Hallucinations. État aigu, confusion mentale. »

Depuis, le malade a eu des alternatives d'excitation et de dépression. Les idées mystiques, d'humilité, de culpabilité, prédominent et sont en rapport avec les hallucinations persistantes. Délire rétrospectif : il est obsédé par une phrase qu'il aurait prononcée autrefois contre la patrie.

D'autre part, le malade ne présente pas de signes physiques de dégénérescence.

Le crâne, la face sont bien conformés.

Pas de stigmates d'hystérie. La sensibilité est normale.

Les réflexes rotuliens sont égaux et normaux.

La ponction lombaire est pratiquée le 8 octobre.

Le produit de centrifugation est coloré par le bleu polychrome de Unna.

L'examen montre quelques rares lymphocytes et l'absence complète d'autres éléments figurés.

Depuis la ponction l'état du malade n'a subi aucun changement.

OBSERVATION VII

Démence précoce.

T..., 31 ans, ciseleur.

Pas d'antécédents morbides ; il est d'une famille d'ouvriers intelligents. Pas d'aliénés dans la famille.

Lui-même gagnait largement sa vie, savait lire et écrire. Pas de maladies antérieures. Pas de syphilis.

En décembre 1896, il tombe dans un état de profonde lypémanie avec dépression mentale.

Il présente un certain nombre d'idées délirantes sous la dépendance d'hallucinations de l'ouïe, du goût (« mes aliments avaient un mauvais goût de poison »), de la sensibilité générale (« on me travaille continuellement la tête à l'aide de machines, pour me voler mes pensées »), de la vue (« j'ai vu des anges blonds, des saints »).

Idées de possession. Préoccupations mélancoliques. Idées de grandeurs coexistant avec des idées de modestie, d'humilité.

La mémoire est conservée.

Troubles du langage en rapport avec son délire (on lui arrête la parole), paroles explosives, arrêt brusque au milieu d'une phrase, bredouillement.

Depuis cette époque, le malade a franchement évolué vers la démence précoce.

La période des hallucinations de l'ouïe et de la vue du début est à peu près terminée. L'affaiblissement démentiel est profond, bien que la mémoire soit assez bien conservée.

Perte complète des sentiments affectifs et moraux. « Ça m'est égal que mon frère soit mort, c'était un voleur ! »

Son délire est dès maintenant stéréotypé, il se systématise à peu près ainsi : « La « médecine » lui sonde la tête (hallucinations de la sensibilité générale) pour en faire sortir ses pensées qui valent très cher et les vendre aux « Français » qui en font un commerce. C'est surtout par les paupières qu'on lui fait sortir ses pensées (hallucinations psycho-motrices). Ses paupières parlent. »

Ce malade présente peu de stigmates de dégénérescence : le front est bas, la voûte palatine est légèrement ogivale.

Parole toujours embarrassée, mais cet embarras est en rapport avec son délire.

Négativisme. Mouvements spontanés absolument abolis, mais tout mouvement provoqué est immédiatement accompli.

Pas de tremblement. Pas d'inégalité pupillaire. Attitude sté‑
réotypée. Pas de catatonie. Pas d'échopraxie ni d'écholalie.

Réflexes rotuliens conservés, mais exagérés à gauche.

Sensibilité normale. Pas de gâtisme.

Refus d'aliments en rapport avec ses idées délirantes.

La ponction lombaire est pratiquée le 8 octobre 1901.

Le résultat cytologique est absolument négatif. On ne découvre aucun élément figuré dans le dépôt.

La ponction n'est suivie d'aucune modification dans l'état morbide.

Ces résultats comparés à ceux qu'ont obtenu MM. Dupré et Devaux dans un cas de démence sénile, M. Nageotte (1) dans deux cas de démence paranoïde, quatre cas de démence à forme hébéphrénique et un cas à forme catatonique ; Laignel-Lavastine (2) dans un cas de démence sénile, un cas de neurasthénie et un cas de démence précoce, semblent suffisants pour démontrer l'absence d'éléments figurés dans le liquide céphalo-rachidien des vésaniques.

Dans nos observations III et VI, il est vrai, la présence de quelques lymphocytes est signalée.

Mais nous savons qu'à l'état normal on peut rencontrer quelques rares éléments lymphocytaires dans le liquide céphalo-rachidien.

Dans aucun de ces deux cas le nombre de lymphocytes n'a dépassé celui que l'on est exposé à rencontrer dans le liquide céphalo-rachidien le plus normal.

Les mêmes remarques semblent devoir s'appliquer au

---

(1) NAGEOTTE. *Société méd. des hôp.*, 7 juin 1901.
(2) LAIGNEL-LAVASTINE. *Société méd. des hôp.*, 21 juin 1901.

cas de démence précoce signalé par Laignel-Lavastine, cas dans lequel il a noté la présence de quelques lymphocytes.

On pouvait, d'autre part, se demander si les antécédents d'alcoolisme notés chez la malade de notre observation III n'avaient pas une influence quelconque sur la présence des quelques éléments figurés constatés dans le liquide. Cette hypothèse serait en contradiction avec les résultats du cyto-diagnostic dans l'alcoolisme chronique ainsi que nous le verrons dans le chapitre suivant.

Il nous faut donc admettre que ces rares lymphocytes n'ont aucune signification au point de vue du cyto-diagnostic : ils ne sauraient non plus, dans aucun cas, devenir une cause d'erreur dans l'interprétation des résultats ; car il y a une différence totale entre ces quelques éléments, qu'il faut chercher dans une préparation, et les nombreux lymphocytes qui criblent le champ du microscope, dans une préparation où le cyto-diagnostic est positif. La différence est tellement nette, les éléments d'appréciation si nombreux que l'erreur est impossible.

C'est donc un fait bien acquis et absolument hors de doute : *dans les divers états vésaniques le liquide céphalorachidien, dans aucun cas, ne renferme d'éléments figurés.*

Ces résultats n'ont du reste rien qui doive surprendre. Nous avons vu que dans les méningites, dans les méningo-myélites et le tabes, dans la paralysie générale, la présence d'éléments leucocytaires était conditionnée par les lésions anatomo-pathologiques des méninges : or on sait qu'il n'existe, dans les vésanies, aucune lésion anatomo-pathologique. L'absence d'éléments figurés était donc

à prévoir : bien plus, les constatations négatives du cyto-
diagnostic lombaire prouvent qu'il n'y a pas la moindre
atteinte inflammatoire des méninges, si légère soit-elle,
car, nous l'avons vu précédemment, la moindre irritation
méningée provoque, au moins passagèrement, une apparition discrète de lymphocytes.

Ce caractère négatif du cyto-diagnostic dans les états
vésaniques n'a pas seulement un intérêt théorique. Si le
plus souvent le diagnostic entre ces divers états et la
paralysie générale ne se pose même pas, il n'en est pas
moins vrai que, parfois, les signes physiques faisant défaut ou étant au minimum, la paralysie générale a pu être
confondue, au moins temporairement, soit avec un état
d'excitation maniaque de la folie à double forme, soit un
état de débilité avec mégalomanie, soit encore la mélancolie avec stupeur ou enfin la démence précoce ou la démence sénile avec idées ambitieuses ou préoccupations
mélancoliques.

Dans l'excitation maniaque comme dans la paralysie
générale au début, l'imagination est surexcitée, les dis-
cours abondants mais remplis d'exagérations et de contra-
dictions. Les tendances et les prétentions du malade sont
exagérées. Il entreprend mille projets et n'en mène aucun
à bien. Il imagine des inventions qui vont renouveler le
monde. En même temps le caractère change, chez l'excité
comme chez le paralytique les mauvais instincts se révè-
lent : le malade devient joueur, érotique, agressif, vio-
lent, buveur. En l'absence de signes physiques on voit
combien ces deux états morbides peuvent se ressembler.

Les débiles mégalomanes ont parfois aussi plus d'un

point commun avec les paralytiques généraux. Reposant sur un fond d'affaiblissement des facultés intellectuelles le délire dans les deux cas a les mêmes caractères de mobilité, d'incohérence, de contradiction, d'absurdité. D'un côté comme de l'autre, mêmes idées de grandeur, mêmes idées hypochondriaques ou de négation. Ajoutons à cela qu'on peut rencontrer un certain embarras de la parole et même des troubles iriens, et l'on reconnaîtra qu'il n'y a guère que la marche de l'affection qui puisse trancher le diagnostic.

La paralysie générale s'accompagnant parfois de stupeur, le diagnostic peut rester hésitant entre cette dernière maladie et les états mélancoliques avec stupeur : il est certain que l'hésitation ne sera jamais de longue durée mais elle est cependant possible.

Il en est de même pour la démence sénile : l'affaiblissement démentiel peut relever d'une paralysie comme de la sénilité ; dans un cas comme dans l'autre on peut relever des idées absurdes de mégalomanie ou d'hypochondrie.

Il est bien entendu que ces questions de diagnostic différentiel ne se posent pas fréquemment : ce ne sont que des cas exceptionnels, et l'évolution, la marche de la maladie, l'apparition d'autres symptômes viennent bientôt donner les indications suffisantes pour parfaire un diagnostic douteux.

Mais, outre l'intérêt que peut avoir un diagnostic immédiat, il peut être, dans certains cas, nécessaire de formuler une opinion nette, après un examen relativement rapide du malade.

Là encore le cyto-diagnostic aura l'avantage de permettre d'appuyer ses conclusions sur un moyen de contrôle facile à mettre en pratique, et particulièrement sensible.

Ces quelques considérations montrent assez quels immenses services le cyto-diagnostic peut être appelé à rendre en médecine légale.

CHAPITRE II

LE CYTO-DIAGNOSTIC DANS L'ALCOOLISME

I

Il est donc bien établi qu'il n'y a aucun élément figuré dans le liquide céphalo-rachidien des malades présentant les symptômes des différents états vésaniques.

Par contre la présence de ces éléments dans le tabes, la méningo-myélite, la paralysie générale est indiscutable.

Voilà donc deux groupes de maladies parfaitement différenciées par le cyto-diagnostic.

Quant aux trois affections qui composent le deuxième groupe, la question du diagnostic différentiel entre elles trois ne se pose généralement pas, et la présence de lymphocytes commune à ces trois maladies n'a pas à intervenir pour le diagnostic.

Mais il est une affection qui se présente en clinique, revêtant des aspects polymorphes, dont quelques-uns simulent à s'y méprendre la paralysie générale : c'est l'alcoolisme.

Il était donc intéressant de rechercher la formule leucocytaire du liquide céphalo-rachidien dans les diverses manifestations de l'intoxication alcoolique, et à toutes les périodes de la maladie ; puis de comparer ces résultats à ceux bien connus de la paralysie générale.

Certes, aucune erreur n'est possible entre un paralytique général qui présente tous les symptômes somatiques et psychiques de son affection et un malade atteint de délire alcoolique.

Mais en clinique, les cas ne se présentent pas toujours avec cette simplicité, et ces deux états ont assez de points communs pour avoir été maintes fois pris l'un pour l'autre. C'est surtout dans les états délirants qu'il peut être extrêmement difficile de rapporter soit à l'alcoolisme, soit à la paralysie générale, les troubles que l'on observe.

Il est aujourd'hui universellement admis que le délire n'est dans la paralysie générale progressive qu'un phénomène surajouté, contingent, variable, la maladie étant essentiellement constituée par l'affaiblissement intellectuel, l'état démentiel, qui peut à lui seul occuper toute la scène pathologique.

Mais que survienne le délire : celui-ci — tout en étant conditionné par cet état démentiel qui, lui, est primordial — peut prendre une importance telle qu'il masque tous les autres symptômes psychiques, et c'est sur lui seul qu'on en est réduit à s'appuyer pour baser son diagnostic. Or ce délire à l'état aigu présente bien des caractères communs avec le délire alcoolique. Les idées délirantes peuvent être de même nature dans les deux cas : idées de grandeurs, idées hypochondriaques, idées de persécutions. La trame du délire est la même. Le délire alcoolique peut s'approprier les attributs classiques du délire de la paralysie générale : richesse, variabilité, mobilité, absurdité.

Si dans un cas les idées délirantes sont créées par un cerveau affaibli, chez qui les facultés de juger et de contrôler n'existent plus, si dans l'autre, elles sont provoquées par des hallucinations, il est quelquefois bien difficile, en pratique, de faire cette distinction et d'établir la genèse du délire.

Étudions par exemple le délire ambitieux chez l'alcoolique. Comment se présente-t-il? « Dans la grande majorité des cas, dit Legrain (1), il procède par bouffées, les idées se succèdent avec rapidité, la mobilité des pensées rappelle celle du maniaque ; le malade présente les exagérations naïves et inconscientes du paralytique général ; les conceptions sont incohérentes plutôt que systématisées. N'étaient les autres signes coexistant de l'intoxication alcoolique, on serait tenté parfois de se croire en présence soit de certains paralytiques généraux, soit de certains dégénérés délirants. »

Et M. Legrain conclut que le diagnostic est des plus difficiles et doit être suspendu dans l'attente des phénomènes ultérieurs, surtout dans les cas aigus.

Il en est de même pour les idées hypochondriaques du paralytique général, et le délire dépressif avec idées de persécutions des alcooliques aigus.

Les signes physiques peuvent-ils nous donner un élément de certitude? Il faut reconnaître qu'ils sont presque toujours insuffisants car ils peuvent exister dans l'alcoolisme comme dans la paralysie générale. Dans le délire

---

(1) Legrain. Hérédité et alcoolisme, 1 vol. Paris, 1889.

hallucinatoire d'origine alcoolique Mignot(1) a constaté
chez presque tous ses malades de l'inégalité pupillaire,
chez quelques-uns même le signe d'Argyll-Robertson.

D'autre part on sait qu'un paralytique général au début
de l'évolution de sa maladie peut ne présenter aucun
trouble pupillaire.

Le tremblement de la langue et des lèvres, les troubles
de la parole peuvent exister dans les deux cas ou faire
défaut. On voit des paralytiques généraux ne présenter,
avec un délire intense, qu'un trouble à peu près inappré-
ciable de la parole, et des alcooliques, également délirants, présenter une trémulation de la langue et des
lèvres, et un embarras de la parole qui attire aussitôt l'attention sur la possibilité d'une paralysie générale.

L'agitation motrice, les réactions du malade ne peuvent fournir d'indications, puisqu'elles sont en rapport non
pas avec la nature de l'affection mentale, mais bien avec
les idées délirantes de cette affection, quelle qu'elle soit.

En résumé, il existe des cas de paralysie générale
qu'on ne peut différencier de l'alcoolisme aigu ni par le
délire, ni par les signes somatiques. C'est surtout quand
les symptômes sont à l'état aigu que le diagnostic est
difficile et seule l'évolution des accidents permettra de
conclure soit à l'alcoolisme, soit à la paralysie générale.

Si nous avons si longuement insisté sur cette analogie
entre l'alcoolisme et la paralysie générale c'est que nous
avons voulu montrer tout l'intérêt qu'il y avait à pouvoir

---

(1) Mignot. Études des troubles pupillaires dans quelques maladies mentales. *Thèse*, Paris, 1900.

appliquer la cytologie au diagnostic différentiel entre ces deux états si faciles à confondre.

Or les résultats des examens cytoscopiques chez les alcooliques *ne présentant pas de signes de méningite chronique* sont absolument négatifs. Toutes les observations publiées jusqu'à ce jour et nos propres recherches nous permettent d'émettre ces conclusions.

En effet trois cas de névrite périphérique alcoolique (2 cas récents, 1 ancien) ponctionnés par M. Monod (1) ont donné un résultat cytoscopique négatif. Il en est de même des résultats publiés par MM. Widal, Sicard et Ravaut (2) dans le délirium tremens; par Breton (de Dijon) (3) dans un cas d'alcoolisme chronique avec syphilis ; par Laignel-Lavastine (4), dans deux cas d'alcoolisme subaigu et un cas de polynévrite chez un buveur d'absinthe; par Nageotte (5) dans un cas d'alcoolisme chronique, et dans un cas d'alcoolisme subaigu : par MM. Babinski et Nageotte (6) dans un cas de polynévrite alcoolique.

Les deux observations suivantes sont absolument confirmatives des faits précédemment avancés.

OBSERVATION VIII
Alcoolisme chronique.

C..., 49 ans, employé.

---

(1) R. MONOD. *Loco citato.*
(2) WIDAL, SICARD et RAVAUT. *Société méd. des hôpitaux.*
(3) BRETON (de Dijon). *Loco citato.*
(4) LAIGNEL-LAVASTINE. *Loco citato.*
(5) NAGEOTTE. *Loco citato.*
(6) BABINSKI et NAGEOTTE. *Loco citato.*

Premier séjour à Ville-Évrard de juin 1899 à mai 1900.

Les certificats signés Legras, Magnan, Legrain portent les mentions suivantes : « Alcoolisme chronique avec accès subaigu. Affaiblissement déjà très prononcé des facultés. Hallucinations. Idées mélancoliques et de persécution. Déchéance précoce de l'état physique. »

On note dans les antécédents héréditaires l'alcoolisme du père. Dans ses antécédents personnels : des attaques épileptiformes, il y a cinq ans, en rapport avec l'intoxication par l'absinthe, et des hématémèses il y a environ un an. Pas de syphilis.

C'est à la fin de mai 1899 qu'il a commencé à délirer : il voyait partout des persécuteurs, on venait pour l'arrêter ; il prend un couteau pour se défendre.

Quelques jours après, tentatives de suicide. Pas de zoopsie, mais hallucinations de l'ouïe. Tremblement. Sueurs abondantes.

Il sort de Ville-Évrard, en février 1900, sur la demande de sa femme, mais dans un état de déchéance psychique très prononcé.

En septembre 1901, il est ramené de nouveau à Ville-Évrard. Les certificats portent : « Alcoolisme chronique, avec accès subaigu, idées de persécution, hallucinations de l'ouïe. Tremblement des doigts. Affaiblissement intellectuel. Accès vertigineux. »

Examiné le 2 septembre à son entrée à Ville-Évrard, il présente les symptômes suivants : Affaiblissement intellectuel profond. Ne se rend pas compte de sa situation. Nie tout ce qu'on lui reproche. État de satisfaction béate.

Arc sénile très marqué. Myosis très prononcé avec légère inégalité pupillaire au profit de la pupille droite. Néanmoins les pupilles réagissent bien à la lumière.

Tremblement des extrémités, mais pas de tremblement appréciable de la langue.

Peu à peu les symptômes se sont amendés, les hallucinations et le délire ont disparu.

Aussi, vers la fin de septembre, lorsque nous avons pratiqué la ponction lombaire, nous n'avions plus en face de nous qu'un

DUFLOS.   6

beau type de buveur incorrigible, de mentalité très affaiblie, mais non délirant.

Le résidu de centrifugation coloré par le bleu polychrome de Unna nous a montré l'*absence totale de lymphocytes* dans le liquide céphalo-rachidien.

. Depuis cette époque l'état du malade s'est plutôt amélioré.

OBSERVATION IX

Alcoolisme chronique. Confusion mentale (?).

S..., 37 ans, charcutier.

Entré à Ville-Évrard en janvier 1899.

On note, dans ses antécédents héréditaires, la tuberculose du père; dans ses antécédents personnels, un accès de fièvre palustre (ou une attaque de delirium tremens?) en Amérique, il y a 12 ans; un embarras gastrique, il y a un mois. Pas de syphilis.

L'état actuel paraît avoir commencé à la suite d'un excès considérable de boissons alcooliques avec des individus qui avaient intérêt à le griser pour lui extorquer sa signature.

Frayeurs. Insomnie. Craintes d'empoisonnement: il est allé chez le commissaire porter une fiole de ce qu'on lui donnait à boire.

Dans son délire, voyait du feu, des assassins, entendait les voleurs entrer chez lui; parlait de son métier. Pas de zoopsie.

Il aurait eu, il y a quelques jours, des attaques épileptiformes attribuables à l'intoxication absinthique.

État de débilité très prononcé, avec confusion dans les idées et les souvenirs. Tremblement des extrémités.

Un mois après, le malade tombe dans un état de mélancolie. Persistance des hallucinations de l'ouïe. Refus d'aliments. Accusations imaginaires. Idées de persécution déjà anciennes.

Cet état, avec des alternatives de mieux et de pire, dure environ un an; il faut presque tout le temps le nourrir à la sonde.

En janvier 1901, réveil complet pendant quelques jours: il

demande à travailler. Se rend compte de son état antérieur.
« C'étaient des idées que j'avais comme ça, maintenant c'est
passé, je me sens bien. »

Mais bientôt, il retombe dans le même état de stupeur. La
sensibilité est très obtuse. La respiration lente (12 par minute),
suspirieuse, irrégulière. Pouls faible à 60. Réflexes rotuliens
exagérés à gauche. Sueurs abondantes.

Il est bien difficile de formuler un diagnostic en face de tous
ces symptômes : est-ce un état de confusion mentale? est-ce un
accès de mélancolie à délire très actif chez un intermittent? Mais
ce qu'il y a de certain, c'est qu'il y a chez ce malade de l'alcoolisme ancien : c'est surtout à ce point de vue que nous l'avons
ponctionné.

*L'examen cytologique nous a montré quelques très rares
lymphocytes et de nombreuses cellules épithéliales.*

Depuis l'époque de l'examen cytologique, l'état du malade n'a
subi aucun changement.

(Nous devons faire observer que 15 jours avant la
ponction dont nous donnons le résultat une première
ponction avait déjà été pratiquée sur le même malade : il
faut peut-être rapporter à ce premier traumatisme la présence des quelques lymphocytes et cellules épithéliales
que nous avons rencontrés dans ce cas).

De tous ces faits, il résulte que, dans l'alcoolisme
simple, à l'état aigu, subaigu ou chronique l'absence d'éléments figurés dans le liquide céphalo-rachidien est de règle.

Ici encore le cyto-diagnostic est d'accord avec l'anatomie pathologique. Que nous enseigne en effet cette dernière : « Il n'y a, dit Klippel (1), dans le cerveau des

____

(1) KLIPPEL. Manuel de médecine Debove et Achard, art. *Alcoolisme.*

alcooliques qu'une seule lésion constante. Elle est fondamentale et sur elle viennent se greffer très éventuellement des processus pathologiques divers. Cette lésion fondamentale est constituée par la seule dégénérescence granulo-graisseuse. Elle n'est pas accompagnée nécessairement de sclérose, d'inflammation, d'infection. Elle est constante et souvent isolée.

D'autre part, Huss (1) décrit bien la congestion et l'œdème des méninges dans l'alcoolisme, mais sans parler de réaction inflammatoire.

Mais de cette absence d'éléments figurés dans les états aigus ou subaigus de l'alcoolisme chronique, pouvant si souvent se confondre avec la paralysie générale, résulte justement un caractère différentiel extrêmement mportant entre ces états et la paralysie générale progressive.

Le Pr Joffroy (2) a longuement insisté sur ce fait, et posé la question de la lymphocytose dans l'alcoolisme subaigu à propos de l'observation qu'il a rapportée à la Société médico-psychologique et dont nous avons déjà parlé.

Voici le résumé de cette intéressante communication :

Il s'agit d'un alcoolique chronique, non syphilitique, en état de crise subaiguë, conduit à Sainte-Anne avec le diagnostic suivant : « Délire alcoolique, hallucinations, excitation. Loquacité continuelle. Actes extravagants. »

---

(1) M. Huss, Ueber Alcoholismus chronicus, 1851.
(2) Joffroy. *Loco citato.*

Le lendemain le Pr Joffroy constate la disparition des hallucinations et du délire. Le malade est simplement confus et obnubilé.

Les jours suivants amélioration. Mais amnésie sur ce qui
touche à son internement.

Quinze jours après, persistance de cette amnésie, un peu
d'affaiblissement intellectuel. Tremblement des mains et des
doigts. Par contre pas de trémulation ni des lèvres, ni de la
langue ; pas de dysarthrie. Inégalité pupillaire pouvant s'expliquer par une légère taie cornéenne.

Réflexes lumineux et accommodateurs normaux.

En somme, si l'on pouvait dans ce cas songer à la paralysie
générale, rien ne permettait de l'affirmer.

La ponction lombaire pratiquée ouze jours après l'entrée du
malade à Sainte-Anne révéla la présence dans le liquide céphalo-
rachidien de nombreux éléments polynucléaires et lymphocytaires.

A propos de cette observation le Pr Joffroy faisait ces
réflexions :

Ou bien il ne s'agit pas d'un cas de paralysie générale
et il y aurait en dehors de toute complication des éléments
figurés dans le liquide céphalo-rachidien des alcooliques.

Ou bien il s'agit d'un paralytique général malgré l'absence des grands signes sur lesquels on base ordinaire-
ment ce diagnostic.

Or nous savons que la première hypothèse est bien
peu probable : nous avons vu que dans ces cas d'alcoolisme subaigu non compliqués l'absence de lymphocytose
est de règle.

La seconde hypothèse était donc la plus vraisemblable :
c'est du reste celle qui s'est réalisée : après une rémission
passagère la maladie a évolué franchement vers la paralysie générale.

Les deux observations suivantes, très analogues à celle publiée par le Pr Joffroy, tendent également à montrer tout l'intérêt que présente l'examen cytologique dans les cas douteux d'alcoolisme subaigu et de paralysie générale.

Observation X

M..., 42 ans, menuisier.

Entré le 20 octobre 1901, à l'asile de Ville-Évrard. Le certificat du dépôt de la Préfecture de police (Dr Legras), daté du 17 octobre, est ainsi conçu : « Délire alcoolique. Hallucinations. Voit des bateaux qui montent et qui descendent. Extravagances sur la voie publique. »

Le certificat de Sainte-Anne portait : « Alcoolisme avec hallucinations pénibles. Zoopsie. Insomnie. »

Les antécédents héréditaires ne présentent rien de spécial, les antécédents personnels permettent de soupçonner la syphilis.

Le malade a toujours bu de l'alcool et du vin en assez grande quantité mais pas d'absinthe.

Il présente des troubles vaso-moteurs et un léger tremblement des doigts.

Le malade se présente comme un égaré, dans un état de confusion mentale très prononcée.

Vagues idées de satisfaction, sans délire de grandeurs bien caractérisé. Amnésie sur ce qui a déterminé son internement.

Léger embarras de la parole : c'est plutôt une sorte de bégaiement que des accrocs véritables.

Inégalité pupillaire, mais réaction à la lumière. Réflexes patellaires exagérés mais égaux.

En somme, s'il est permis de soupçonner la paralysie générale chez ce malade, il semble qu'il serait téméraire de l'affirmer.

La ponction lombaire pratiquée immédiatement après cet examen nous a fait constater la présence de quelques rares éléments polynucléaires, et de quelques cellules épithéliales, *mais surtout de.très nombreux lymphocytes.*

Le malade revu quelques jours après semble bien évoluer vers la paralysie générale comme permettait de le soupçonner le cyto-diagnostic.

Erreurs énormes de temps et des personnes : « Je suis ici depuis 1 mois... Je ne vous ai pas vu ici mais à Sainte-Anne... » Amnésie. Les idées morbides de satisfaction se sont nettement accentuées.

Les réflexes patellaires sont nettement inégaux.

OBSERVATION XI

R..., 42 ans. Marchand de vins.

Entré à Ville-Évrard le 30 septembre 1901.

Les divers certificats portent : alcoolisme. Agitation violente. Désordre dans les idées et les actes. Frayeurs. Hallucinations. Loquacité. Violences.

Pas d'antécédents héréditaires à noter. Aurait eu la syphilis à 20 ans.

Au premier examen (2 octobre) on le trouve encore très agité et délirant. Son délire est ambitieux, incohérent, contradictoire. Hallucinations multiples.

Les pupilles sont égales, réagissent bien à la lumière. Les réflexes rotuliens sont inégaux.

Il y a un léger tremblement de la langue : pas d'embarras marqué de la parole.

La ponction lombaire est pratiquée deux jours après cet examen et *révèle la présence de très nombreux lymphocytes dans le liquide céphalo-rachidien.*

Depuis cette date, l'affection a nettement évolué vers la paralysie générale : le malade n'a cessé d'être dans un perpétuel état d'agitation et d'excitation intellectuelle, dormant peu, parlant constamment de ses richesses extraordinaires, de ses projets ambitieux, et laissant voir aussi des idées de persécution.

D'autre part, nous avons pu avoir par la famille des renseignements plus exacts sur le début de la maladie, et sur les habitudes du malade.

Ce dernier buvait fort peu malgré les occasions que lui fournissait sa profession de marchand de vins.

Les troubles mentaux dateraient d'environ deux mois : c'est alors qu'il commença à divaguer, à présenter par moments des idées de grandeurs, à former des projets grandioses et à faire des achats inconsidérés.

Depuis quelque temps il était plus tranquille. Mais un jour sous un prétexte futile, il quitte sa famille et prend le train pour Paris, où il fut arrêté pour diverses excentricités commises dans la rue.

Ainsi donc voilà trois cas : celui du Pr Joffroy, et deux qui nous sont personnels, dans lesquels on a pu hésiter pendant plusieurs jours pour savoir s'il fallait ranger ces malades dans la catégorie des alcooliques ou parmi les paralytiques généraux. Dans les trois cas le cyto-diagnostic a été pratiqué et trois fois il a été positif, permettant de faire le diagnostic de paralysie générale avant que les signes cliniques aient permis d'affirmer ce diagnostic. L'évolution clinique a d'autre part dans ces trois cas entièrement confirmé les résultats du cyto-diagnostic.

On voit quel intérêt peut avoir cette méthode lorsque dans certains cas de médecine légale par exemple, on voudrait faire un diagnostic rapide, sans attendre l'évolution de la maladie.

Il semble bien qu'en raison de la concordance parfaite de ces trois observations rapprochées des constatations négatives dans l'alcoolisme aigu, il soit légitime d'accorder ici toute confiance au cyto-diagnostic. Il faut espérer que d'autres observations viendront confirmer celles que nous avons rapportées. Nous-mêmes continuons du reste nos recherches dans le service du Dr Legrain.

Un point de très grande importance et qu'il faudrait également rechercher malgré les difficultés pratiques, c'est l'époque de l'apparition des lymphocytes dans le liquide céphalo-rachidien des paralytiques généraux.

Il est cependant un fait que l'on pourrait objecter à tout ce que nous venons de dire sur les différences de réaction leucocytaire dans l'alcoolisme et dans la paralysie générale. Ce fait c'est la présence de nombreux lymphocytes constatés par M. Dufour (1) dans un cas de méningite chronique alcoolique, vérifié par l'examen nécropsique, et non suspect de paralysie générale ou de syphilis cérébrale (2). Il se peut, dira-t-on, qu'il y ait dans les cas douteux des lésions de méningite alcoolique méconnues par l'examen clinique : vous vous exposez donc à prendre

---

(1) H. Dufour. Cytologie du liquide céphalo-rachidien dans un cas de méningite chronique alcoolique. *Société méd. des hôp.*, 11 octobre 1901, p. 1035-1038.

(2) Nous-même avons observé, depuis que ces lignes ont été écrites, un cas de méningite chronique alcoolique pris jusqu'à la mort pour une paralysie générale. La ponction lombaire nous avait montré de très nombreux lymphocytes dans le liquide céphalo-rachidien. Mais à l'autopsie, nous avons trouvé les lésions très prononcées de méningite s'étendant tant à la dure-mère qu'aux méninges molles, avec vastes suffusions sanguines. Pas d'atrophie marquée des circonvolutions du lobe frontal, et surtout pas la moindre déchirure de substance cérébrale lorsqu'on enlève la pie-mère.

Cette observation sera publiée quand nous aurons terminé l'examen histologique de l'écorce cérébrale.

pour une paralysie générale une simple méningite alcoolique.

A cette objection on peut répondre que dans les différents cas que nous avons prévus, la présence de lésions de méningite chronique est relativement rare et que d'autre part s'il ne peut servir à différencier une méningite alcoolique d'une paralysie générale, le cyto-diagnostic n'en garde pas moins toute sa valeur pour différencier une paralysie générale d'un accès d'alcoolisme aigu ou subaigu.

II

Il est une autre période de l'évolution de l'alcoolisme chronique où le diagnostic peut encore être difficile entre diverses manifestations de cette intoxication et la paralysie générale. C'est à ce moment où, souvent, sous l'influence de l'alcoolisme apparaît d'une façon prématurée l'affaiblissement sénile des facultés intellectuelles. Il est bien certain que d'ordinaire le diagnostic est facile : dans la démence sénile la parole est empâtée, confuse, plutôt que bredouillante ; le délire ambitieux est moins fréquent, tandis que les idées hypochondriaques et de persécution prédominent ; les phénomènes oculo-pupillaires sont rares. Cependant bien des cas restent douteux et il peut y avoir intérêt au double point de vue du diagnostic et du pronostic à faire intervenir la méthode cytologique.

Il est évident qu'ici comme plus haut, il peut y avoir une cause d'erreur du fait de lésions de méningite chronique alcoolique : mais ici encore, il n'en est pas moins vrai que dans les cas négatifs, il ne saurait y avoir d'erreur dans l'interprétation du résultat fourni par le cyto-diagnostic.

Nous rapporterons le résumé de trois observations rentrant dans cet ordre d'idées où le cyto-diagnostic a pu offrir quelque intérêt pour le diagnostic différentiel.

Observation XII

P..., 60 ans. Entré à Ville-Évrard en mai 1900.

Ses antécédents tant familiaux que personnels ne présentent rien de particulier.

C'est un alcoolique d'ancienne date qui a fait de récents excès, surtout de vin.

Récits bizarres, loquacité, affaiblissement des facultés. Idées confuses de persécution et de grandeurs. Il se croit un personnage, écrit aux ambassades, députés, sénateurs.

En septembre 1901, même état mental. Ictus apoplectiforme. Hémiplégie gauche. Signe de Babinski. Abolition des réflexes. Pupilles dilatées.

Il est certain que chez ce malade on aurait pu penser à une paralysie générale.

La ponction lombaire a été pratiquée deux jours après l'attaque apoplectiforme. Le produit de centrifugation coloré à l'hématoxyline *contient quelques rares lymphocytes* dus sans doute à la présence de sang en assez grande abondance, et des cellules plates, à noyau peu distinct, très probablement d'origine endothéliale.

Le malade meurt quelques jours après : on trouve dans l'hémisphère droit, au niveau de la capsule interne, un vaste foyer hémorragique.

D'autre part pas de lésions de paralysie générale : pas d'atrophie des circonvolutions frontales, pas d'altérations de la pie-mère, cette dernière s'enlève facilement respectant toute la surface de l'écorce ; pas de dilatation, ni de plissement des parois ventriculaires.

En somme, le diagnostic anatomo-pathologique confirmait absolument les conclusions du cyto-diagnostic.

OBSERVATION XIII

C..., 60 ans. Jardinier.

Admis à Ville-Évrard avec les certificats suivants : « Alcoolisme chronique, avec accès subaigu. Hallucinations multiples et pénibles. Frayeurs. Insomnie. Étourdissements. Crampes dans les membres. Tremblement des mains. »

Peu à peu les facultés intellectuelles s'affaiblissent, la mémoire diminue : ignore le mois et l'année.

Idées puériles de contentement, de satisfaction. Tremblement des lèvres et de la langue. Parole bredouillante. Pas d'inégalité pupillaire. Pupilles réagissant lentement à la lumière. Réflexes rotuliens exagérés, inégaux.

Toutefois l'aspect général serait plutôt celui d'un égaré que d'un paralytique général.

Au moment de la ponction, c'est-à-dire au début d'octobre 1901, l'affaiblissement démentiel est très profond. La pupille gauche est légèrement dilatée. Toutes deux réagissent à la lumière. Réflexes presque abolis des deux côtés. Gâtisme intermittent.

Ce malade est très artério-scléreux.

Malgré la vraisemblance de la paralysie générale ce malade n'a ni l'aspect, ni la tenue d'un paralytique.

Le *cyto-diagnostic est très nettement positif* : on aperçoit une véritable pluie de lymphocytes couvrant le champ du microscope.

L'état du malade n'a pas changé depuis l'époque où nous avons pratiqué la ponction.

Observation XIV

P..., 56 ans, sans profession.

Incohérences dans les idées, les actes. Verbiage. Satisfaction morbide. Dit avoir 25 ans, arrivera à 100 ans. Parole lente, hésitante. Myosis. Réflexes diminués. Malpropre dans ses actes comme dans son délire. Inconscience de sa situation. Ne se rappelle ni le jour, ni l'année, ni la saison.

Amnésie complète.

Les personnes qui l'amènent sont d'accord pour reconnaître qu'elle faisait des excès de boissons.

Tous les certificats concluent à la paralysie générale.

La ponction lombaire est pratiquée le 15 octobre 1901. Le liquide est examiné le lendemain après centrifugation et coloration au bleu de Unna et à notre grand étonnement nous n'avons trouvé *que de rares lymphocytes,* quelques grands mononucléaires et un assez grand nombre de cellules épithéliales. Le cyto-diagnostic dénote donc une certaine irritation des méninges, mais ce n'est point là le résultat classique de l'examen cytologique dans la paralysie générale.

Le 19 octobre la malade mourait et nous avons pu en faire l'autopsie. Les lésions macroscopiques tendaient à donner raison au cyto-diagnostic : peu d'atrophie des circonvolutions, peu de suffusions sanguines ; il y avait bien un épaississement assez considérable de la pie-mère, mais celle-ci s'est détachée des circonvolutions, en n'entraînant que deux ou trois petites parcelles de substance cérébrale.

(Nous n'avons pas encore eu le temps de faire l'examen microscopique de l'écorce).

Voilà donc trois cas dans lesquels le cyto-diagnostic a donné des résultats extrêmement intéressants. Le malade

P..., de l'observation XII, est bien un dément sénile
dont les excès alcooliques ont hâté la déchéance intellectuelle : son état de démence, ses périodes d'agitation, ses idées de grandeurs auraient pu le faire prendre
pour un paralytique. Le cyto-diagnostic confirme le diagnostic clinique et l'autopsie vient donner raison au cyto-
diagnostic.

La malade P..., de l'observation XIV, est bien au
point de vue clinique une paralytique générale et pourtant
le cyto-diagnostic permet d'émettre un doute sur la légi-
timité de ce diagnostic. Ici encore l'autopsie confirme le
cyto-diagnostic en montrant qu'au point de vue macro-
scopique, du moins, les lésions de paralysie générale
sont fort douteuses.

Chez le malade C..., de l'observation XIII, enfin, en
présence de l'affaiblissement physique et intellectuel de ce
vieil artério-scléreux arthritique, on a pu pendant quelque
temps se demander s'il s'agissait de simple démence sénile
ou de démence paralytique. Le cyto-diagnostic a plaidé
en faveur de la dernière hypothèse.

Bien que dans ces deux derniers cas on ait pu songer
à soulever la question des pseudo-paralysies générales (1),
nous avons évité d'émettre cette hypothèse, car on ne sait
encore rien de la lymphocytose dans ces formes récemment décrites par Klippel.

Il paraîtrait vraisemblable qu'il n'y ait point d'éléments
figurés dans le liquide céphalo-rachidien des pseudo-

---

(1) KLIPPEL. Les paralysies générales progressives. Paris, 1898 et *in*
Thèse, Conso, Paris, 1900.

paralytiques « car, dit Klippel (1), les lésions inflamma-
toires, la diapédèse..., sont des caractères constants (de la
paralysie générale) qui n'existent pas ici (dans les pseudo-
paralysies générales) ».

Mais avant d'affirmer quoi que ce soit sur ce point, il est
nécessaire d'avoir un certain nombre d'observations de cas
bien nets de pseudo-paralysies diverses, chez lesquels la
ponction aura été pratiquée et dont le diagnostic toujours
délicat aura été vérifié par le contrôle anatomique.

---

(1) KLIPPEL. Du délire des alcooliques (Lésions anatomiques et pathogénie). *Congrès annuel de méd. mentale.* La Rochelle, 1893.

CONCLUSIONS

I. — Entre les mains de Quincke, et de ceux qui
n'ont pratiqué la ponction lombaire que dans un but thérapeutique, cette méthode n'a donné que des résultats
très discutables. Cependant, quelques observations récentes permettent d'espérer que l'évacuation d'une certaine quantité de liquide céphalo-rachidien sera un bon
moyen palliatif dans la céphalée urémique.

II. — La ponction lombaire a permis à Widal et ses
élèves de créer le cyto-diagnostic céphalo-rachidien, méthode qui, dans certaines circonstances bien définies, peut,
en cas de diagnostic difficile ou douteux, entraîner la certitude.

III. — La ponction lombaire est une opération très
siimple, à la portée de tous. Jamais elle n'a déterminé d'ac
cdents graves ou même inquiétants, à la double condition
d'opérer suivant la technique indiquée par Widal et de
ne retirer que les quelques centimètres cubes de liquide
nécessaires pour l'examen cytoscopique.

IV. — Toutefois dans certaines formes de psychoses (persécution et mélancolie), il peut être sage de rejeter ou du moins d'ajourner la ponction lombaire par crainte d'influence fâcheuse sur l'état mental des malades.

V. — La migration des éléments figurés décelés par le cyto-diagnostic, ainsi que l'a souvent répété Widal, ne caractérise pas tel ou tel processus infectieux : il indique simplement qu'il y a réaction inflammatoire ou irritative des méninges.

VI. — La présence d'éléments figurés dans le liquide céphalo-rachidien paraît bien en rapport avec les diverses lésions constatées par l'anatomie pathologique.

VII. — D'une façon générale, les polynucléaires paraissent caractériser un processus inflammatoire à tendances aiguës, les lymphocytes un processus inflammatoire à marche subaiguë ou chronique.

VIII. — Dans les divers états vésaniques le cyto-diagnostic est constamment négatif : ce fait est en rapport avec le néant anatomo-pathologique des psychoses pures.

IX. — Ce caractère négatif présente un intérêt de premier ordre pour le diagnostic entre les psychoses pures et les affections à substratum anatomique, qui peuvent les simuler, particulièrement la paralysie générale progressive.

X. — Les accès aigus ou subaigus de l'alcoolisme

DUFLOS.   7

chronique simulent très souvent, du moins temporairement, un début de paralysie générale. Le cyto-diagnostic,
négatif dans le premier cas, positif dans le second, permet de faire un diagnostic immédiat.

XI. — Il est fréquent de voir l'affaiblissement sénile
des facultés apparaître prématurément chez l'alcoolique.
Le diagnostic peut donc se poser entre la démence sénile et la paralysie générale : l'absence d'éléments figurés
dans le liquide céphalo-rachidien caractériserait dans ce
cas la démence sénile. Par contre, il ne faudrait pas conclure de la présence de ces mêmes éléments au diagnostic
de paralysie générale car on risquerait de la confondre
avec la méningite chronique alcoolique dont le cyto-diagnostic est également positif.

BIBLIOGRAPHIE

Achard. — L'examen clinique du liquide céphalo-rachidien. *Gaz. hebd. de méd. et de chir.*, 21 juillet 1901.

Achard et Lœper. — Deux cas de fièvre zoster avec examen microbiologique du liquide céphalo-rachidien. *Soc. méd. des hôp.*, 15 mars 1901.

Achard Lœper et Laubry. — Le liquide céphalo-rachidien dans le zona. *Soc. méd. des hôp.*, 26 juillet 1901.

Anglade et Chocreaux. — Topographie et signification de la lymphocytose dans la méningite tuberculeuse et la paralysie générale. *Soc. de neurologie*, 4 juillet 1901.

Apert et Griffon. — Méningite cérébro-spinale à forme ambulatoire. Guérison. Étude cytologique. *Soc. méd. des hôp.*, 5 juillet 1901.

Babinski et Nageotte. — Contribution à l'étude du cyto-diagnostic du liquide céphalo-rachidien. *Soc. méd. des hôp.*, 24 mai 1901.

Bernheim et Moser. — Ueber die diagnostiche Bedeutung der Lumbarpunction. *Wiener kliniche Wochenschrift*, 1897, p. 468.

Breton (de Dijon). — Cyto-diagnostic. *Gaz. des hôp.*, 29 août 1901.

Brissaud et Sicard. — Cytologie du liquide céphalo-rachidien au cours du zona thoracique. *Soc. méd. des hôp.*, 15 mars 1901.

CARRIÈRE. — Examen cytoscopique du liquide céphalo-rachidien dans la sclérose en plaques. *Soc. de biol.*, 1901.

CONSO. — La pseudo-paralysie générale arthritique. *Thèse*, Paris, 1900.

COUNCILMAN, MALLORY et WRIGHT. — Epidémic cerebro-spinal meningitis and its relation to other forms of meningitis. Boston. 1898.

DEBOVE. — Influence des ponctions lombaires sur les crises gastriques. *Soc. méd. des hôp.*, 19 avril 1901.

DIEULAFOY. — Les méningites cérébro-spinales. *Clin. médicale*, t. III, 1900.

DOMINICI. — Éléments figurés du sang. Leur morphologie. *Presse médicale*, 18 août 1900.

DUFOUR. — Cytologie du liquide céphalo-rachidien dans un cas de méningite chronique alcoolique. *Soc. méd. des hôp.*, 11 octobre 1901.

DUPRÉ et DEVAUX. — Cyto-diagnostic céphalo-rachidien dans les maladies mentales. *Soc. méd. des hôp.*, 7 juin 1901.

DUPRÉ et DEVAUX. — Tumeur cérébrale. Étude histologique et pathogénique. *Nouvelle Iconographie de la Salpêtrière*, nos 2 et 3, 1901.

FAISANS. — Cyto-diagnostic dans la méningite tuberculeuse. *Soc. méd. des hôp.*, 28 juin 1901.

FERRIER. — Cytologie du liquide céphalo-rachidien dans la leucémie. *Soc. de biol.*, 20 juillet 1901.

HIRSCH. — Valeur diagnostique de la ponction lombaire. *New-York medical Journal*, n° 1081, 1899.

HUSS. — Ueber Alcoholismus chronicus, 1851.

JOFFROY. — *Soc. méd. des hôp.*, 7 juin 1901.

— Contribution à l'étude cytologique du liquide céphalo-rachidien. Nombreux éléments cellulaires constatés à la fin d'un accès d'alcoolisme subaigu chez un alcoolique chronique ne présentant pas actuellement les signes de la paralysie générale. *Soc. médico-psychologique*, 20 mai 1901, et *Annales médico-psychologiques*, septembre-octobre 1901.

Jolly. — Recherches sur les différents types de globules blancs. *Thèse*, Paris, 1898.

Klippel. — Art. Alcoolisme. Manuel de médecine Debove et Achard, t. VII.

— Les paralysies générales progressives. Paris, 1898.

— Du délire des alcooliques (lésions anatomiques et pathogénie. *Congrès annuel de méd. mentale*, La Rochelle, 1893.

Koths. — La ponction lombaire chez les enfants. *Therapeut. Monatshefte*, n° 9, 1900.

Kronig. — Valeur clinique de la ponction lombaire. *Semaine médicale*, 1897, p. 437.

Labbé et Castaigne. — Examen du liquide céphalo-rachidien dans deux cas de méningites cérébro-spinales terminés par la guérison. *Soc. méd. des hôp.*, 29 mars 1901.

Laignel-Lavastine. — Procédé de mensuration après centrifugation des éléments cellulaires du liquide céphalo-rachidien. *Soc. de biol.*, 18 mai 1901.

— Contribution à l'étude du cyto-diagnostic du liquide céphalo-rachidien dans les affections nerveuses. *Soc. méd. des hôp.*, 21 juin 1901.

Legrain. — Hérédité et alcoolisme, 1 vol. Doin, 1889.

Lewkowicz. — Le cyto-diagnostic. *Presse médicale*, 17 août 1901.

Lœper et Lereddne. — L'équilibre leucocytaire. *Presse médicale*, 25 mars 1899.

Marfan. — La ponction lombaire dans la méningite tuberculeuse. *Presse médicale*, 8 septembre 1897.

Marie (P.) et Guillain. — La ponction lombaire contre la céphalée persistante des brightiques. *Soc. méd. des hôp.*, 3 mai 1901.

Méry et Courcoux. — Un cas de méningisme hystérique, guérison par la ponction lombaire. *Soc. méd. des hôp.*, 26 juillet 1901.

Merklen (Prosper). — Le cyto-diagnostic. *Bulletin des sciences pharmacologiques*, n° 10, 1901.

Mignot. — Étude des troubles pupillaires dans quelques maladies mentales. *Thèse*, Paris, 1900.

Monod (R.). — Les éléments figurés du liquide céphalo-rachidien au cours du tabes et de la paralysie générale. *Soc. méd. des hôp.*, 18 janvier 1901.

Nageotte. — Étude sur la méningo-myélite diffuse dans le tabes, la paralysie générale, et la syphilis spinale. *Archives de neurologie*, 1895.

— Sur la systématisation dans les affections du système nerveux et en particulier dans le tabes. *Cong. de méd. — Section de neur.* Paris, 1900.

— Remarques sur les lésions méningées de la paralysie générale, du tabes et de la myélite syphilitique, à propos de la lymphocytose du liquide céphalo-rachidien dans ces affections. *Soc. méd. des hôp.*, 25 janvier 1901.

Nicolle. — Cyto-diagnostic. *Rev. méd. de Normandie*, 10 février 1901.

Netter. — *Soc. méd. des hôp.*, 1898, *passim*.

Oppenheim. — Berlin. *Soc. de méd. interne*, 15 novembre 1897. — *Semaine médicale*, 1897, p. 437.

Ossipov. — Lésions du système nerveux central provoquées par la ponction lombaire. *Nevrolog. Vestrick*, 1900, t. VIII, f. 3. — *Presse médicale*, 15 juin 1901.

Péron. — Recherches sur la tuberculose des méninges. *Arch. gén. de méd.*, octobre-novembre 1898.

Pitres et Abadie. — Note relative à l'étude des effets physiologiques de la rachicocaïnisation et de la ponction lombaire. *Arch. de neurologie*, octobre 1901, n° 70.

Quincke. — Die Lumbarpunction des Hydrocephalus. *Berliner klinische Wochenschrift*, 21 septembre 1891, n° 38.

Ravaut et Aubourg. — Le liquide céphalo-rachidien après la rachicocaïnisation. *Soc. de biologie*, 15 juin 1901. *Presse méd.*, 19 juin 1901, n° 49.

Rocaz. — Méningite tuberculeuse probable ; guérison apparente ; variations de la formule cytologique du liquide céphalo-rachidien. *Congrès de gyn., d'obst. et de pédiatrie. — Section de pédiatrie.* Nantes, 1901.

Séglas et Nageotte. — Cyto-diagnostic du liquide céphalo-rachidien dans les maladies mentales. *Soc. méd. des hôp.,* 7 juin 1901.

Sicard. — La ponction lombaire. *Presse méd.,* 6 déc. 1899.

— Les injections sous-arachnoïdiennes et le liquide céphalo-rachidien. *Thèse,* Paris, 1899.

— Méningite tuberculeuse expérimentale. *Presse médicale,* 7 février 1900.

Sicard et Brécy. — Méningite cérébro-spinale ambulatoire curable. Cytologie du liquide céphalo-rachidien. *Soc. méd. des hôp.,* 19 avril 1901.

Sicard et Monod. — Examen histologique du liquide céphalo-rachidien dans les méningo-myélites. *Soc. méd. des hôp.,* 18 janvier 1901.

Souques et Quiserne. — Cytologie du liquide céphalo-rachidien dans un cas de méningite tuberculeuse à forme hémiplégique. *Soc. méd. des hôp.,* 21 juin 1901.

Weill. — Traitement de la méningite tuberculeuse (E. Ponction lombaire), in Traité de thérapeutique appliquée de Albert Robin, fascicule XIV. Traitement des maladies du système nerveux, 1898.

Weill. — Le sang et les réactions défensives de l'hématopoïèse dans l'infection variolique. *Thèse,* Paris, 1900.

Wendworth. — Some experimental work on lumbar puncture of the subarachnoid space. *Arch. of Pediatrics,* 1896, p. 567.

Widal. — A propos du cyto-diagnostic. *Presse méd.,* 5 octobre 1901, n° 80.

— *Soc. méd. des hôp.,* 21 juin 1901.

Widal et Ravaut. — Applications cliniques à l'étude histologique

des épanchements séro-fibrineux de la plèvre. *Soc. de biol.*,
30 juin 1900. — *Presse méd.*, 30 juin 1900.

WIDAL, SICARD et RAVAUT. — Cyto-diagnostic de la méningite
tuberculeuse. *Soc. de biol.*, 13 octobre 1900. —
Presse méd., 17 octobre 1900.

WIDAL, SICARD et RAVAUT. — Cytologie du liquide céphalo-
rachidien au cours de quelques processus méningés chroniques (paralysie générale et tabes). *Soc. méd. des hôp.*,
18 janvier 1901.

WIDAL et LE SOURD. — Zona métamérique du membre inférieur.
Présence d'éléments cellulaires dans le liquide céphalo-
rachidien. Analgésie par la méthode épidurale de Sicard.
Soc. méd. des hôp., 26 juillet 1901.

WOLF. — Des éléments de diagnostic tirés de la ponction lombaire. *Thèse*, Paris, 1901.

TABLE DES MATIÈRES

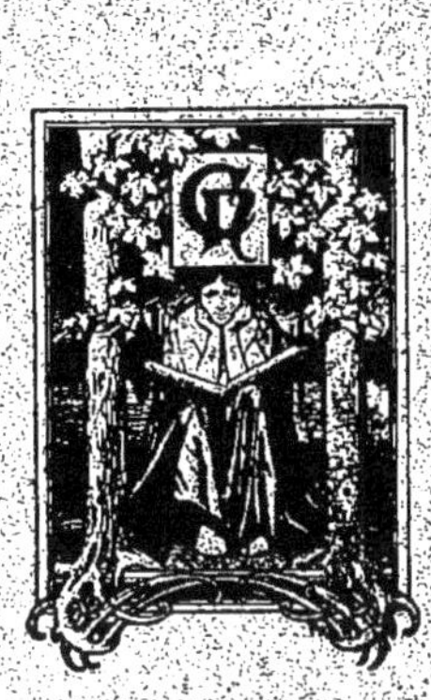